JN085992

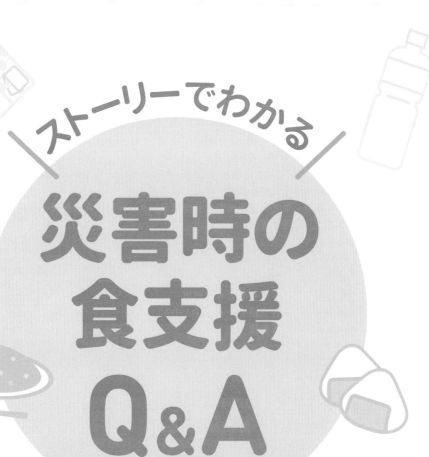

ストーリーでわかる

災害時の食支援 Q&A

基礎から給食施設・被災地の対応まで

須藤 紀子 お茶の水女子大学

笠岡（坪山）宜代 国立研究開発法人医薬基盤・健康・栄養研究所

下浦 佳之 公益社団法人日本栄養士会

共著

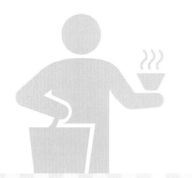

建帛社
KENPAKUSHA

〔著　者〕（執筆順）

須藤　紀子　_{すどうのりこ}　　　　　　　　　　　　　　　　　（第1〜3章担当）

お茶の水女子大学基幹研究院自然科学系准教授
博士（保健学），管理栄養士

笠岡(坪山)宜代　_{かさおか（つぼやま）のぶよ}　　　　　　　　　（第4章担当）

国立研究開発法人医薬基盤・健康・栄養研究所
　国立健康・栄養研究所国際栄養情報センター国際災害栄養研究室長
医学博士，管理栄養士

下浦　佳之　_{しもうらよしゆき}　　　　　　　　　　　　　　　（第5章担当）

公益社団法人日本栄養士会専務理事
日本栄養士会災害支援チーム（JDA-DAT）総括
神戸学院大学客員教授

〔イラスト〕　尾崎　彩，來山　祥子
〔第1・2章製作協力〕　吉田　遥花
〔第4章製作協力〕　関本(孫田)みなみ

はじめに

　「天災は忘れた頃にやってくる」というのは，いまや昔の話です。日本では，地震災害だけでなく台風・大雨・洪水等による災害が毎年発生し，そのたびに食事の問題が生じています。長引く避難生活による災害関連死を少しでも減らすためには，食事・栄養の改善は喫緊の課題であり，その重要性は増してきています。

　本書は，災害時に生じる食・栄養問題にスポットをあてた，食支援のテキストです。誰もが理解しやすいテキストとなるよう，ストーリー仕立てのQ＆A形式で構成されています。学生のときに被災した主人公（茶子さん）が管理栄養士として就職し，災害支援栄養士（日本栄養士会災害支援チームJDA-DAT）となり，実際の被災地派遣を経験していく様子とともに災害に関する法規や食支援について学べます。

　また本書は，管理栄養士養成課程の必修科目である「総合演習」の学生向けテキストとしても最適だと考えます。総合演習は「専門分野を横断して，栄養評価や管理が行える総合的な能力を養うこと」を教育目標としています。災害時の食支援は，被災者のライフステージや取り巻く環境，行政による災害支援の仕組み，炊き出し等の大量調理や食品衛生の問題など，管理栄養士養成課程で学ぶ多くの知識や技術を必要とするため，総合演習の題材として適しています。

　自然災害等の被災地での食支援は，管理栄養士・栄養士の活躍の場として，さまざまな職域において重要な位置づけとなっています。その象徴ともいえるのが日本栄養士会が組織している災害支援チームJDA-DATで，現地に派遣され栄養支援を担うチームとして期待されています。本書は，管理栄養士・栄養士としての各職域における災害対応に関する総合的な知識を修得する書であると同時に，実践的な内容も盛り込まれたJDA-DATの研修テキストとして活用されることも想定しています。

　災害が発生した際に，本書により少しでも食・栄養問題を軽減することができれば幸甚です。

2020年（令和2年）10月

筆者を代表して　　須藤　紀子
笠岡(坪山)宜代

もくじ

第3章　災害時の食支援─給食施設編─ 38

第1章

地震大国ニッポン

　日本は豊かな水と緑あふれる自然に恵まれた国ですが，一方で，台風や地震などの自然災害の多い国でもあります。皆さんもご存じの通り，日本は世界有数の地震大国で，地震発生数もさることながら，計測機器による本格的な地震観測が始まった1993年頃から現在までに，最大震度7を観測した大地震が何回も発生しています。大地震はとても大きな被害をもたらします。どの地震災害も皆さんの記憶に残っているのではないでしょうか。

●最大震度7の地震による被害状況

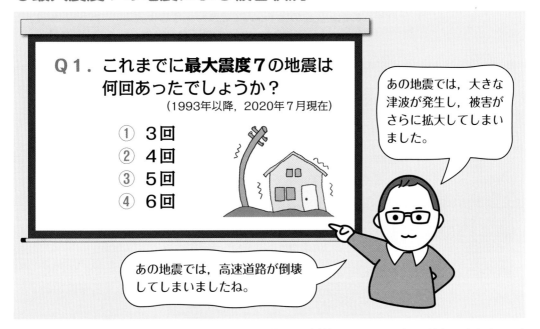

　ちなみに震度7の地震は，耐震性の低い建物では倒壊してしまうものが出てきたり，耐震性の高い建物であってもまれに傾いてしまうほどの揺れです。

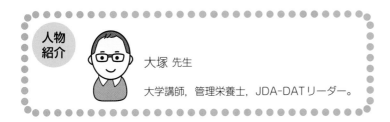

◎最大震度7の地震発生数
（1993年〜2020年7月）

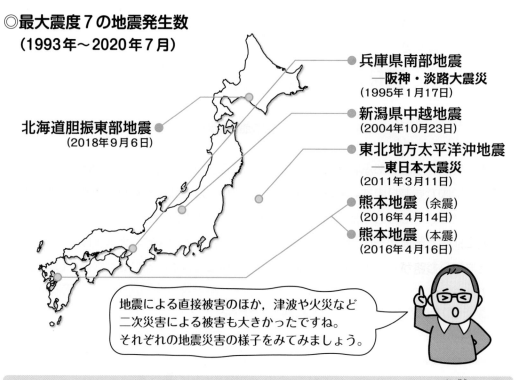

● 兵庫県南部地震
　―阪神・淡路大震災
　（1995年1月17日）

● 新潟県中越地震
　（2004年10月23日）

● 東北地方太平洋沖地震
　―東日本大震災
　（2011年3月11日）

● 熊本地震（余震）
　（2016年4月14日）

● 熊本地震（本震）
　（2016年4月16日）

北海道胆振東部地震
（2018年9月6日）

> 地震による直接被害のほか，津波や火災など
> 二次災害による被害も大きかったですね。
> それぞれの地震災害の様子をみてみましょう。

A 1. ④：1993年以降最大震度7が観測された地震は，2018年の北海道胆振（いぶり）東部地震が6回目で，それ以降は発生していません（2020年7月現在）。

・兵庫県南部地震「阪神・淡路大震災」

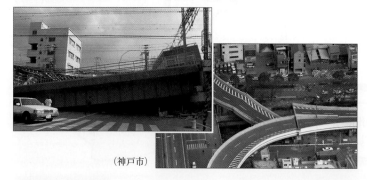

（神戸市）

阪神・淡路大震災では揺れによる道路や建物の倒壊で，また新潟県中越地震では土砂崩れなどにより，線路や道路が寸断されるなどしました。

・新潟県中越地震

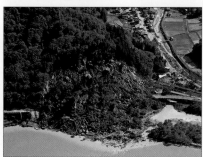
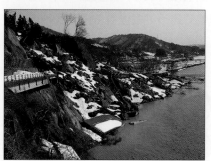

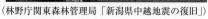
（林野庁関東森林管理局「新潟県中越地震の復旧」）

・東北地方太平洋沖地震「東日本大震災」

東日本大震災では，津波により多くの死傷者・行方不明者が出ました。

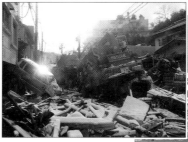
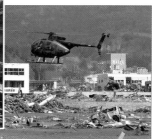

（陸上自衛隊「東日本大震災における災害派遣活動」）

・熊本地震

熊本地震では地すべりなどにより道路が寸断されました。

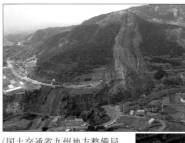

（国土交通省九州地方整備局「平成28年熊本地震」）

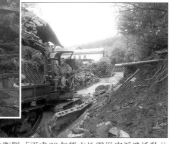

（陸上自衛隊「平成28年熊本地震災害派遣活動」）

・北海道胆振東部地震

北海道胆振東部地震でも道路は寸断され，また大規模な土砂崩れにより多くの方が亡くなりました。

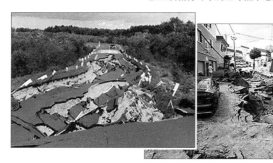

●災害対策の必要性

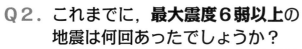

Q2. これまでに，**最大震度6弱以上の**
地震は何回あったでしょうか？
（1993年以降，2020年7月現在）

① 約30回
② 約40回
③ 約50回
④ 約60回

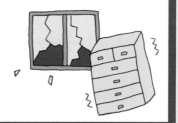

これはちょっと難しいかもしれないですね。

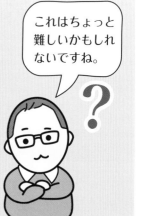

◎最大震度6弱の地震でも被害は大きい

　震度6弱の地震であっても，立っていることが困難になったり，家具が倒れたり，窓ガラスが破損することもあるほどの揺れが起こります。

　過去には，関東地震「関東大震災」（1923年9月，最大震度6）をはじめとして，南海地震（1946年12月，最大震度5），十勝沖地震（1968年5月，最大震度5），日本海中部地震（1983年5月，最大震度5），北海道南西沖地震（1993年7月，最大震度5），長野県北部地震（2011年3月，最大震度6弱），鳥取県中部地震（2016年10月，最大震度6弱），大阪府北部地震（2018年6月，最大震度6弱）など震度5～6の大地震もたびたび起きています。

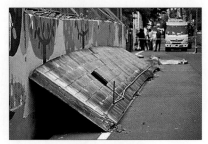

　大地震では，道路・線路といった交通インフラの被災により，食料などの支援物資を運ぶことがたいへん困難になります。また電気・ガス・水道などのライフライン復旧にも時間がかかることから，被災者への生活支援の大切さがわかると思います。

大阪府北部地震

◎最大震度6弱以上の地震発生数（1993年～2020年7月）

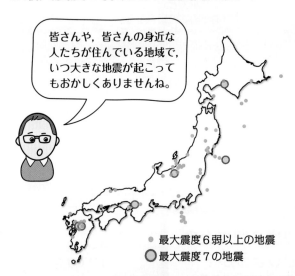

皆さんや，皆さんの身近な人たちが住んでいる地域で，いつ大きな地震が起こってもおかしくありませんね。

● 最大震度6弱以上の地震
◎ 最大震度7の地震

　気象庁の「震度データベース検索」によると，最大震度6弱以上の地震は59回起こっています。

A2. ④：約60回です。

　全国的な報道はされていなくても，被災地では各自治体が被災者対応を行っていました。もしも皆さんが自治体職員であるとしたら，混乱の中でさまざまな被災者対応をすることになると思います。いざというとき対応できるよう災害対策についてしっかり考えておきましょう。

　次頁の図は政府の地震調査委員会が公表した地振動予測地図です。今後30年以内に震度6弱以上の地震が発生する確率を色分けして表しており，色が濃くなるほど地震が起きやすいことを示しています。

　この図から，今後も大規模な地震が日本で発生する可能性が非常に高いこと，特に太平洋側に高確率の地域が集中していることがわかります。こうした予測データからも災害対策の必要性を実感してもらえるのではないかと思います。

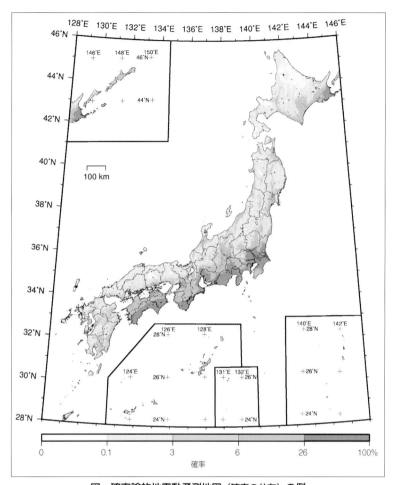

図　確率論的地震動予測地図（確率の分布）の例
（地震調査研究推進本部地震調査委員会「全国地震動予測地図2017年版の概要」，p.5，2017）

2011年の東日本大震災のときには，流通網の乱れ，新たな災害への不安，被災地への物資支援といったさまざまな理由から，関東地方のスーパーやコンビニでも食料品などが不足する事態に陥り，被災地ではなくても大きな影響を受けてしまうという実例となりました。たとえ地震があまり起こらない地域であっても，家庭ならびに国・地域行政において食料の備蓄などの災害に対する備えが必要であることがわかります。

◆　◆　◆

◎災害時の食支援について

次項からは，「災害時の食支援」について理解を深めていただくために，管理栄養士養成課程の専門分野のうち「公衆栄養学」「応用栄養学」「給食経営管理論」の3科目の概略を，防災から災害発生時へと流れに沿って説明していきます。

皆さんには，災害時の食支援におけるそれぞれの科目間のつながりや，求められる知識の幅広さ，管理栄養士・栄養士の役割などについて学んでいただきたいと思います。

第2章 災害時の食支援 —基礎編—

これまでに，災害対策としての備蓄の大切さについて説明してきましたが，具体的には，どのくらいの食料備蓄が必要なのでしょうか。考えてみましょう。

さて，ある日の出来事です。地震のニュースでおばあちゃんが怖がっているのを見て，茶子さんは災害時備蓄について興味をもち，いろいろと調べ始めました。

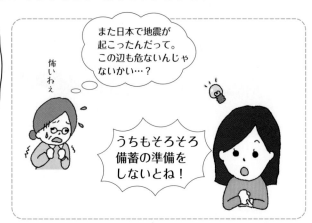

また日本で地震が起こったんだって。この辺も危ないんじゃないかい…？

怖いねぇ

うちもそろそろ備蓄の準備をしないとね！

●水や食料の備蓄

Q3. 自宅の水・食料の備蓄について，農林水産省が推奨しているのは最低何日分でしょうか？

① 1日分
② 3日分
③ 7日分
④ 14日分

【応用栄養学「災害時の食事」】

どのくらい備蓄しておけばいいのかしら？

農林水産省の『災害時に備えた食品ストックガイド』に詳しく載っているよ。

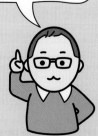

人物紹介

茶子さん　おばあちゃん

茶子さんは，管理栄養士養成課程の4年生で好奇心旺盛。おばあちゃんと一緒に暮らしています。お父さんは糖尿病治療のため病院に入院，おじいちゃんは老人ホームに入所しています。

◎家庭における備蓄の必要量

　農林水産省の『災害時に備えた食品ストックガイド』(2019)では，支援物資が3日以上届かず，食品を1週間は入手できないことを想定して「最低3日分〜1週間分×人数分」の家庭備蓄が望ましく，地域の状況に応じて2週間分など多めの備蓄が大切だとしています（p.8参照）。

　また，政府による南海トラフ巨大地震対策においても，自活のためには家庭備蓄を1週間分以上確保するなどの対応を推進する必要があるとの指摘があります。

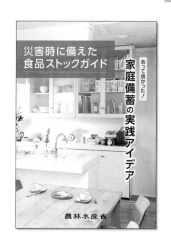

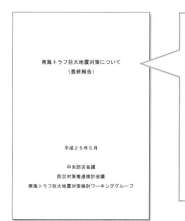

被災地域では，発災直後は特に行政からの支援の手が行き届かないことから，まず地域で自活するという備えが必要であり，食料や飲料水，乾電池，携帯電話の電池充電器，カセットコンロ，簡易トイレ等の家庭備蓄を1週間分以上確保するなどの細かい具体的な対応を推進する必要がある。

（「Ⅲ　南海トラフ巨大地震対策の基本的方向／1. 主な課題と課題への対応の考え方」より抜粋）

（内閣府中央防災会議「南海トラフ巨大地震対策について（最終報告）」p.6, 2013）

A3. ②：1人あたり最低3日分〜1週間分を推奨しています。

　ちなみに，家庭における食料備蓄推進の普及・啓発活動を行うことは，行政栄養士の業務のひとつです。厚生労働省「地域における行政栄養士による健康づくり及び栄養・食生活の改善の基本指針」(2013)（p.14参照）には，行政栄養士の業務として，災害時などの飲食に関する健康危機発生の未然防止や，発生時に備えた準備を行うことなどが記されています。

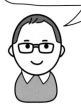

行政栄養士とは，市町村など地方公共団体で住民の健康増進に関わる仕事をしている管理栄養士や栄養士のことだよ。

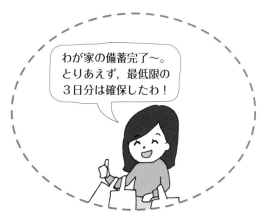

わが家の備蓄完了〜。とりあえず，最低限の3日分は確保したわ！

なぜ 食品の家庭備蓄が必要なの？

過去の経験によれば、災害発生からライフライン復旧まで1週間以上を要するケースが多くみられます。また、災害支援物資が3日以上到着しないことや、物流機能の停止によって、1週間はスーパーマーケットやコンビニなどで食品が手に入らないことが想定されます。
このため、**最低3日分〜1週間分×人数分の食品の家庭備蓄**が望ましいといわれています。

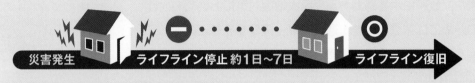

自治体が作成するハザードマップなどを確認し、
お住まいの地域の状況に応じて2週間分など多めに備えることも大切です。

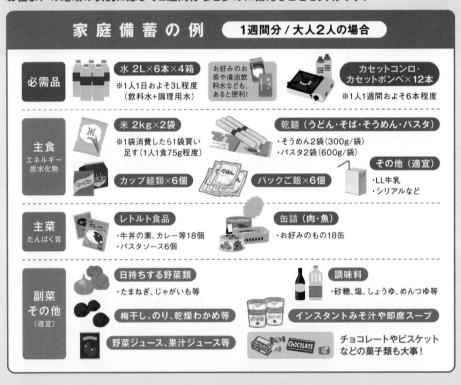

家庭備蓄の例　1週間分／大人2人の場合

必需品
- 水 2L×6本×4箱
  ※1人1日およそ3L程度（飲料水＋調理用水）
- お好みのお茶や清涼飲料水なども、あると便利！
- カセットコンロ・カセットボンベ×12本
  ※1人1週間およそ6本程度

主食
エネルギー
炭水化物
- 米 2kg×2袋
  ※1袋消費したら1袋買い足す（1人1食75g程度）
- 乾麺（うどん・そば・そうめん・パスタ）
  ・そうめん2袋（300g/袋）
  ・パスタ2袋（600g/袋）
- カップ麺類×6個
- パックご飯×6個
- その他（適宜）
  ・LL牛乳
  ・シリアルなど

主菜
たんぱく質
- レトルト食品
  ・牛丼の素、カレー等18個
  ・パスタソース6個
- 缶詰（肉・魚）
  ・お好みのもの18缶

**副菜
その他**
（適宜）
- 日持ちする野菜類
  ・たまねぎ、じゃがいも等
- 調味料
  ・砂糖、塩、しょうゆ、めんつゆ等
- 梅干し、のり、乾燥わかめ等
- インスタントみそ汁や即席スープ
- 野菜ジュース、果汁ジュース等
- チョコレートやビスケットなどの菓子類も大事！

あなたの食生活別 選び方のヒント

- 普段料理をする ▶ 常備菜・乾物がおすすめ ： 梅干し、缶詰、切り干し大根など。
- 中食が多い ▶ 必需品＋推奨備蓄食品 ： レトルト食品、フリーズドライ食品など。
- 普段料理をしない ▶ 必需品＋好きなもの ： カップラーメン、菓子類、非常食など。

（農林水産省『災害時に備えた食品ストックガイド』p.2, 2019）

●災害時の被災者支援

　地震災害などにあってしまったとき，国や地域の行政は，実際にどのような支援を行ってくれるのでしょうか。調べてみましょう。

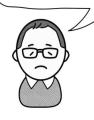

茶子さんが災害に備えたその1年後，東北地方太平洋沖を震源とする，最大震度7の大地震が発生しました。茶子さんとおばあちゃんの住む地域も大きな被害を受けてしまいました。

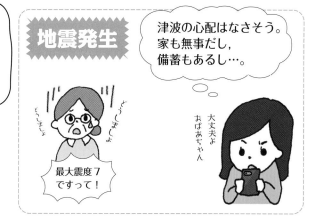

地震発生

最大震度7
ですって！

どうしましょ　どうしましょ

津波の心配はなさそう。
家も無事だし，
備蓄もあるし…。

大丈夫よ
おばあちゃん

　家屋の損傷が軽微な場合など，避難所へは行かずに自宅で過ごす被災者も多くいます。しかし，物流が途絶えたままライフラインの復旧が遅れれば，水や食料などの備蓄もすぐに底をついてしまいます。3日分の備蓄は当然，3日間でなくなるのです。

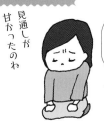

3日後…

見通しが
甘かったのね

備蓄が…
なくなった…

◎避難所に滞在していない被災者への支援

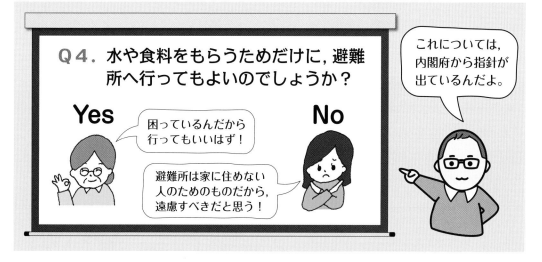

Q4.　水や食料をもらうためだけに，避難所へ行ってもよいのでしょうか？

Yes

困っているんだから
行ってもいいはず！

No

避難所は家に住めない
人のためのものだから，
遠慮すべきだと思う！

これについては，
内閣府から指針が
出ているんだよ。

　自宅で生活している被災者や，避難所として指定されていない施設等に避難している被災者は，水や食料などの生活物資を受け取ることができるのでしょうか。

◎避難所における良好な生活環境の確保に向けた取組指針

避難所における良好な生活環境の
確保に向けた取組指針

平成２５年８月
（平成２８年４月改定）
内閣府（防災担当）

避難所を運営するにあたっては，避難所で生活する避難者だけでなく，その地域で在宅にて避難生活を送る者も支援の対象とし，地域の避難所を，情報収集や情報提供，食料・飲料水，物資，サービスの提供等に関する地域の支援拠点とすることが適切であること。
（「第2　発災後における対応／1　避難所運営等の基本方針」より抜粋）

（内閣府「避難所における良好な生活環境の確保に向けた取組指針（平成28年4月改定）」p.12，2016）

　内閣府「避難所における良好な生活環境の確保に向けた取組指針」には，災害応急対策責任者は指定避難所に滞在していない被災者に対しても生活環境整備に必要な措置をとることが記されています。具体的には，食事提供や物資支援が避難所だけではなく地域全体のために行われること，また，在宅での避難生活を余儀なくされた被災者に対する見守り機能の充実を図ることや，要配慮者，在宅医療患者が必要な支援や医療・福祉サービスを受けられるようにすることが明記されています。

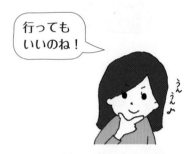

行ってもいいのね！

Ａ４．Yes：避難所はその地域全体を支援する拠点といえます。

◎行政栄養士による在宅被災者等を含めた食数の把握

　行政栄養士の役割である被災者の栄養・食生活に関するニーズの実態把握と課題分析はとても重要です。行政栄養士は避難所，在宅を問わず，関係者と連携して被災者全体の食数の把握や食の支援内容の調整を行わなければなりません。

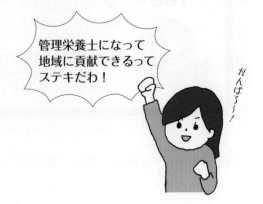

管理栄養士になって地域に貢献できるってステキだわ！

●避難所における管理栄養士の役割

地震などの災害に見舞われたときに，避難所で生活している人たちはもちろんのこと，自宅で自活する被災者も避難所を利用できることがわかりました。では，その避難所はどのように設置・運営されているのかを調べてみましょう。またその中で，管理栄養士・栄養士がどのように関わっていくのかを考えてみましょう。

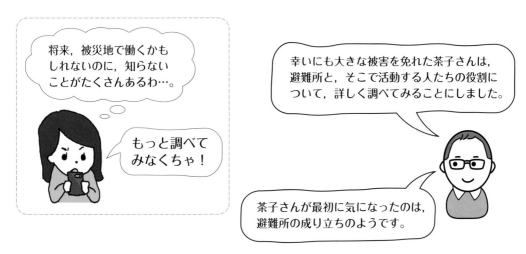

◎避難所の開設・運営

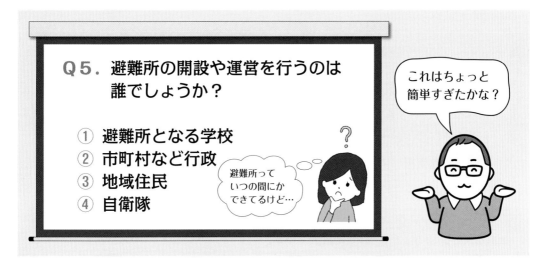

ここでの避難所とは，避難勧告などが発令された際の一時避難先である「指定緊急避難場所」のことではなく，災害発生後に，被災者が一定期間避難生活をする施設を指します。そのため，避難生活をする施設としての安全性が確保されていない場合などは開設（供与ともいいます）されません。

◎災害応急対策とその実施責任者

　避難所の開設は，主に市町村などの行政が行うことになっています。

　例えば，「新潟市避難所運営マニュアル」（2018）には，震度5弱以上の地震を観測するなど，避難所の開設が必要と認められた場合，市町村職員または学校・公民館などの職員が施設の安全を確認したうえで開錠し，建物内の避難者の避難スペースを決めることが記されています。

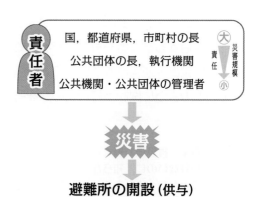

責任者
国，都道府県，市町村の長
公共団体の長，執行機関
公共機関・公共団体の管理者
大 → 小 災害規模 責任

災害

避難所の開設（供与）
主として市町村が自治事務として開設・運営する。

◎地域と多様な主体が連携して避難所を運営

　避難所の開設・運営責任は市町村などの行政が負うことになっていますが，運営自体は，被災者自らが行動し，助け合いながら行われることが求められています（内閣府「避難所運営ガイドライン」（2016））。具体的には，市町村などが作成した避難所運営マニュアルに沿って，避難者，地域住民，行政職員ほかの役割が決定され，避難所運営が行われることになります。

Ａ5.　②：避難所開設は行政が行いますが，運営には地域住民の協力が不可欠です。

　被災時には，行政職員，一般ボランティア，NPO団体，保健・福祉の関係者，医療従事者など多くの職種，団体，個人が支援者となり，地域を支えていく必要があります。その中で行政栄養士は，救援食料の配給，整理，集計など食を中心とした関わりによって被災者を支援します。

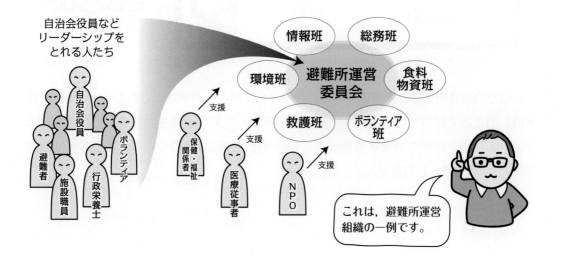

自治会役員など
リーダーシップを
とれる人たち

自治会役員
ボランティア
避難者
施設職員
行政栄養士

保健・福祉関係者 →支援
医療従事者 →支援
NPO →支援

情報班　総務班
環境班　避難所運営委員会　食料物資班
救護班　ボランティア班

これは，避難所運営組織の一例です。

◎被災者の自立

　災害時は，行政やボランティアに頼るだけではなく，避難者自身が避難所の自治を行うことも大切です。

　阪神・淡路大震災では，66.2%の避難所がボランティアを「いずれはいなくなる存在」として考え，避難者たちが自治組織をつくり自主的に避難所運営を行いました。自治組織をつくらなかった残りの避難所では，避難所運営への主体的参加が叶わず，結果的に避難者・被災者の「自立」が遅れたという報告もあります。

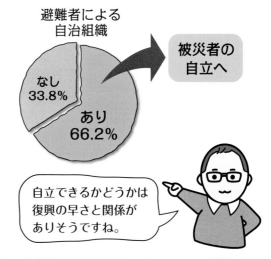

避難者による
自治組織

被災者の
自立へ

なし
33.8%

あり
66.2%

自立できるかどうかは
復興の早さと関係が
ありそうですね。

（棚山研「避難所運営を巡る教員，ボランティア，避難者の関係」
岩崎信彦ほか編『阪神・淡路大震災の社会学2』1999より作成）

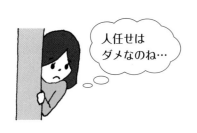

人任せは
ダメなのね…

　管理栄養士養成課程で学ぶ皆さんも，災害時には専門性と体力のある若い成人として，自主的に活動することが求められることでしょう。もしかすると，避難所の食料物資班などで支援を行うことになるかもしれません。

　では，災害時の食事については，誰がどのような流れで支援を行っているのかを考えていきましょう。

●食支援の流れと行政の役割

次の図は災害時の食支援体制の例です。

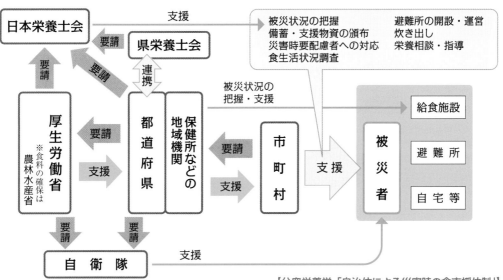

日本栄養士会

支援

被災状況の把握　　　避難所の開設・運営
備蓄・支援物資の頒布　炊き出し
災害時要配慮者への対応　栄養相談・指導
食生活状況調査

要請

県栄養士会

要請

連携

被災状況の
把握・支援

要請

厚生労働省
※食料の確保は農林水産省

都道府県

保健所などの地域機関

要請

市町村

支援

被災者

給食施設

避難所

自宅等

要請

支援

要請

支援

要請

要請

自衛隊

支援

【公衆栄養学「自治体による災害時の食支援体制」】

　被災者のニーズに基づいて市町村から都道府県へ，都道府県から国へと支援が要請されます。それを受けて，国・都道府県は市町村を通して被災者を支援します。被災地である市町村は，被災者に対して炊き出し，栄養相談などのさまざまな食支援を行います。また，日本栄養士会などの公益団体が国や被災地域と連携しつつ，必要な支援を独自に行うこともあります。

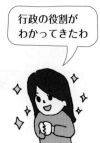

行政の役割が
わかってきたわ

　災害時に生活支援全般に関わるのは厚生労働省ですが，食料の確保に関しては農林水産省が中心となって対応します。農林水産省では食料安全保障の観点から，緊急時に備えた家庭での食料品の備蓄も推奨しています（p.7参照）。

◎健康危機管理への対応

　災害が起きてからではなく，起こる前からそれぞれの地域でネットワークを構築し，連携体制を整備しておくことも重要です。

　栄養・食生活支援については，厚生労働省が都道府県，保健所，市町村の行政栄養士業務に関して，「地域における行政栄養士による健康づくり及び栄養・食生活の改善の基本指針」（2013）を定めています。行政栄養士は学校や民間企業，医師会，福祉施設や地域住民との連携体制を普段からつくっておくことが必要です。

●防災計画

Q6. 防災基本計画はどの法律に基づいて定められているのでしょうか？

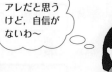

アレだと思う
けど，自信が
ないわ〜

①　災害対策基本法
②　災害救助法
③　被災者生活再建支援法
④　地域保健法

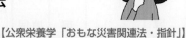

【公衆栄養学「おもな災害関連法・指針」】

　避難所の開設・運営に関することや，その他避難所での対応についてなどは，国が定めている「防災基本計画」に示されています。

　防災基本計画とは，国・省庁・自治体が防災計画を定めることなど災害への備えのあり方を規定している災害対策基本法に基づき，内閣総理大臣など国レベルで作成される防災計画です。この計画に基づき，厚生労働省や財務省など省庁レベルでは「防災業務計画」

を，市町村・都道府県などでは「地域防災計画」を作成しています。

　地域防災計画は自治体レベルで作成されるため，小さい町や村でもその地域の特性を考慮した独自のものとなっています。

A6. ①：災害対策基本法に基づいています。

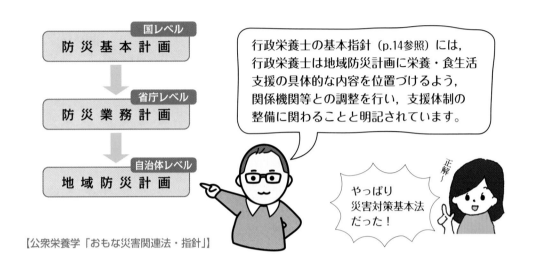

【公衆栄養学「おもな災害関連法・指針」】

防災基本計画

令和2年5月

中央防災会議

災害対策基本法（以下「法」という。）に基づくこの計画は，平成7年1月に発生した阪神・淡路大震災や平成23年3月に発生した東日本大震災などの近年の大規模災害の経験を礎に，近年の防災をめぐる社会構造の変化等を踏まえ，我が国において防災上必要と思料される諸施策の基本を，国，公共機関，地方公共団体，事業者，住民それぞれの役割を明らかにしながら定めるとともに，防災業務計画及び地域防災計画において重点をおくべき事項の指針を示すことにより，我が国の災害に対処する能力の増強を図ることを目的とする。

（「第1編　総則／第1章　本計画の目的と構成」より抜粋）

（内閣府中央防災会議「防災基本計画」p.1, 2020）

●炊き出し

災害発生後しばらくすると，避難所では炊き出しが始まりますが，皆さんはその炊き出しを誰が行っているのかご存知でしょうか。

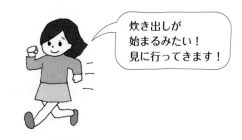

炊き出しが始まるみたい！見に行ってきます！

◎炊き出しの実施主体

炊き出しは，避難者たちが自主的に行うこともありますが，主として市町村などの行政，ボランティア団体などの支援組織，または自衛隊によって行われます。

ボランティア団体や市町村などが主体となって炊き出しを行う場合は，人員・人材確保（マンパワー），献立づくり，食材の調達，熱源・調理器材の用意などは，すべてその実施主体が行うことが望ましいとされています。自衛隊が実施主体の場合は，地域行政と役割を分担して炊き出しが行われます（下表参照）。

表　炊き出しの実施主体と役割分担

実施主体＼分担	マンパワー	献立作成	食材調達	熱源・調理器材の用意
ボランティア団体	ボランティア団体			
市　町　村	市　町　村			
自　衛　隊	自衛隊	市町村	市町村	自衛隊

（須藤紀子ほか編：新スタンダード栄養・食物シリーズ14 公衆栄養学，東京化学同人，2015を改変）

【公衆栄養学「市町村に必要な備えや体制」】

いろいろあるのね〜！

◎災害時の炊き出しに必要な備品

炊き出しにはさまざまな道具が必要です。被災により電気やガスが使えない場合の熱源としては，ミニボンベのカセットコンロ，練炭コンロなどの活用が考えられます。また，ライフラインの中では電気の復旧が一番早いので，電気で加熱できる機器をそろえておくとよいとされています。そのほかにも，給水のためのポリタンク，使い切りできる（洗わなくてもよい）食器，アルミホイル，ラップ，消毒用アルコール，使い切りの手袋などが災害時の炊き出しに必要な備品として考えられます。

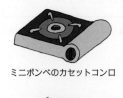
ミニボンベのカセットコンロ

練炭コンロ

アルミホイル　ラップ

使い切りの食器

水用ポリタンク
水用ポリタンクは蛇口付きが便利。

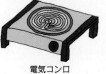
電気コンロ
電気の復旧が一番早いので，電気で加熱できる機器があるとよい。

使い切りの手袋

消毒用アルコール

【給食経営管理論「災害時の備蓄，ライフライン」】

◎炊き出しの事例

・東日本大震災～炊き出し内容の推移～

　災害時の炊き出しの実際の様子をみてみましょう。東日本大震災時の宮城県山元町内の避難所での炊き出しを例にとります。

　山元町では，2011年3月11日の地震発生から13日までの2日間，炊き出しは行政と避難者の中からの炊き出しボランティアとで行っていました。この時点では，避難所に大量調理ができる設備が整っていないため一度に作れる量にも限界がありましたが，3日目の3月14日に到着した自衛隊により炊き出しが開始されると，約4,500食もの食事が提供されるようになりました。

　発災直後は，山元町内にある避難所それぞれに違った支援物資が入り，また調理設備やマンパワーも異なっていたため食事内容に格差が生じていましたが，自衛隊による食支援が始まり，行政栄養士が全避難所統一の献立を作成したことから避難所ごとの食事格差が小さくなりました。

東日本大震災の例

3/11～13（1・2日目）

状況 大量調理可能な設備等が整っていなかった。避難所ごとに支援物資が違っていた。

問題点 一度に作れる食事の量に限界があった。避難所ごとの食事内容に格差が生じていた。

3/14（3日目）

状況 自衛隊による炊き出し（調理・配送）開始。行政栄養士による献立作成開始。

結果 一度に約4,500食分の食事提供ができた。避難所ごとの食事内容の格差が小さくなった。

（宮城県山元町『「食」から生まれた「絆」の記録2012　山元町震災記録誌』2013より作成）

新潟県中越沖地震の例

半年後のアンケートでは…

評価 自衛隊による「炊き出し」は，最も役に立つ支援として支持された。

問題点 高齢者の多い地域では，「食事量が多い」「硬くて食べられない」などの声があった。

行政栄養士と自衛隊との連携が重要

（柏崎保健所管内行政栄養士業務研究会監修「新潟県中越沖地震時の栄養指導に関するアンケート調査結果概要」2009より作成）

・新潟県中越沖地震～アンケート調査からわかったこと～

　新潟県中越沖地震（2007年7月16日発生）の際も，多くの避難所で自衛隊による炊き出しが行われました。「新潟県中越沖地震時の栄養指導に関するアンケート調査結果概要」（2009）によると，被災者にとって最も役に立った食事支援として，「炊き出し」（43%）が挙げられています。ただ炊き出しについては，高齢者の多い地域では「食事量が多い」「硬くて食べられない」などの意見がみられました。

　当時の自衛隊独自の炊き出し献立は，隊員を対象としたものがベースだったため，一食あたりの量も多く，女性や高齢者など一般の被災者には適さなかったと考えられます。

　自衛隊が炊き出しする場合も献立は地域に合ったものを行政栄養士が用意し，必要に応じて個別対応（量，硬さ，味付けの調整）ができる体制の構築が必要です。

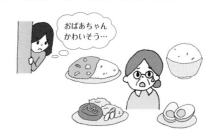

●災害時の食支援の変化

　さて，行政による災害時の食支援はどのように変わってきたのでしょうか。その特徴を時系列でみてみましょう。

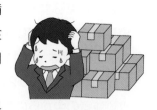

・1995年の阪神・淡路大震災では，行政・家庭ともに災害に備えた食料の備蓄量が十分ではありませんでした。大量の援助食料が届いても避難所・避難者のニーズに合っておらず，ごみ問題を招いてしまいました。

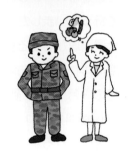

・2004年の新潟県中越地震では，不定期に届く雑多な援助食料の振り分けのために，貴重な人手を割かなければなりませんでした。

・2007年の能登半島地震では，自衛隊による炊き出しの際に，管内の行政栄養士が献立を調整するよう働きかけ，1人分の量を減らしてもらったり，野菜を増やしてもらったりしました。これは，要望を出せば対応してもらえるということが，はじめてわかった経験だったそうです。

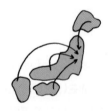

・2011年の東日本大震災では，国がはじめて県外行政栄養士の被災地派遣を行いました。日本栄養士会も全国からボランティアを募集し，被災地へ派遣しました。

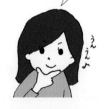

だんだん食支援が充実してきてる！

　これらのことから，災害時の食支援の経験を重ねるごとに，その内容が充実してきていることがわかると思います。また，食支援において，炊き出しの献立作成といった行政栄養士の役割の重要性を国や地域行政が認めていることも理解いただけたのではないでしょうか。

●災害時の大量調理と衛生管理

　避難所の被災者や，被災地外からのボランティアによる炊き出しも非常に役立っています。しかし，大量調理の専門家ではないため衛生管理が行き届かないことも少なくありません。避難生活で体力・免疫力が低下している人，乳幼児や高齢者など体力的弱者に対してより衛生的な食事提供が求められる中で，最も気をつけなければならないのは食中毒です。

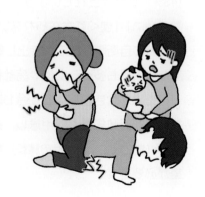

◎炊き出しによる食中毒の危険性

日常生活とは異なる衛生環境が悪い中での調理は食中毒のリスクが高くなります。実際，東日本大震災や熊本地震の際にも炊き出しによる食中毒が発生しており，多くの被害者が出ています。上水道が復旧しないときは，手をアルコールで消毒したり，使い切りの手袋を使用するなど，普段よりも注意して調理を行わなければなりません。

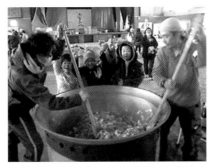

ボランティアによる炊き出しの様子

【給食経営管理論「衛生管理について」】

食中毒の原因の多くは調理中の汚染と加熱不足なんだ。生の肉や魚を切る包丁と，野菜を切る包丁は分けないといけないよ。まな板やまな板として使う台などもね！

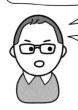

サルモネラ菌やO157は，ほんの少しの菌数でも食中毒を発症してしまうから中心部まで十分に火を通そう！

化膿している傷口にはブドウ球菌が！

おにぎりを握るときは手袋をしないとね！

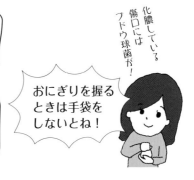

◎災害時の大量調理に利用できる施設

自衛隊の炊き出しは主に，避難者の多い大きな地域の避難所などで行われます。では，小さな地域の炊き出しはどのように行われているのでしょうか。

2016年の熊本地震を例にとると，最も避難者が多かった本震の翌日には，住民が自然発生的に集まって避難所となった，「指定外避難所」が少なくとも185か所あり，約3万6,000人が避難していました。例えば，小さな寺院や銭湯などが指定外避難所となったため，自治体が指定外避難所の状態を把握することは難しく，食料をはじめとする支援物資がなかなか行き渡りませんでした。

そうした小さな地域での炊き出しに利用しやすい施設として挙げられるのが，学校の給食施設，調理設備のある公共施設，保育所などです。また，管理栄養士・栄養士養成施設の実習室も利用可能な施設といえます。実際に，東日本大震災時には，被災県にある短期大学の食物栄養学専攻の学生による献立作成と炊き出しが行われました。

このように，災害時の食支援の場で，すでに栄養学を専攻する学生の活躍があり，今後も期待されているのです。

学生でも地域貢献できるんだ！

みんなに教えてあげよう～！

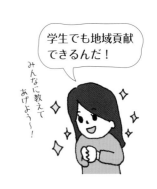

●災害関連法と被災者支援

　国は国民の生命，財産を災害から保護する使命を有しています。そのため，災害に対する予防・準備，災害に際しての救助・支援，復旧・復興における支援について基本計画を立て，法令に基づいてそれらを実施しています。

　ここからは，関連法のうち食支援（生活支援）に関係の深い部分についてみていきましょう。

炊き出しのほかにも
お茶やお弁当も…！
費用はどうなってるの？

これも調べて
みなくちゃ！

◎食料の供与

　避難所でふるまわれる炊き出しやお茶・お弁当などの食料や飲料ですが，法律によって費用の限度額が定められています。

Q7. 避難所で提供される食事等の費用について定めているのはどの法律でしょうか？

法律できちんと
定められて
いるのね！

① 災害対策基本法
② 災害救助法
③ 被災者生活再建支援法
④ 地域保健法

【公衆栄養学「おもな災害関連法・指針」】

Q8. 1人1日あたりの食事等の費用の上限はいくらでしょうか？

① 860円
② 960円
③ 1,060円
④ 1,160円

あまりお金は
かけられないと
思うんだけど…

【公衆栄養学「おもな災害関連法・指針」】

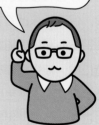

これは一般基準であって，災害規模や状況によっては，特別基準を設けることも可能です。

◎災害救助法

災害救助法とは，地震などの災害に際して，国が迅速かつ適切に被災者の救助活動を行うことを目的とする法律です。

避難所や応急仮設住宅の設置，食料・飲料，被服・寝具など生活に必要なものの給与，被災者の救出や埋葬などについて，その対象

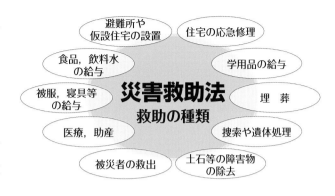

災害救助法
救助の種類

- 避難所や仮設住宅の設置
- 住宅の応急修理
- 食品，飲料水の給与
- 学用品の給与
- 被服，寝具等の給与
- 埋葬
- 医療，助産
- 捜索や遺体処理
- 被災者の救出
- 土石等の障害物の除去

者，限度額，救助期間などがそれぞれ具体的に示されています。また，救助等にかかる費用の最大半分を都道府県が負担（災害救助基金より支弁）し，残りは国庫負担とすることも明示されています。

炊き出しなど食品の給与については下表のとおり基準が定められています。費用の限度額は必要に応じて見直されているので，今後も変わる可能性があります。

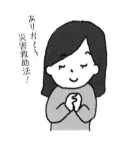

ありがとう 災害救助法！

表　炊き出しその他による食品の給与

	一 般 基 準
対　象　者	避難所に避難している者，住家に被害を受け，または災害により現に炊事のできない者
費用の限度額	１人１日あたり<u>1,160円</u>以内
救　助　期　間	災害発生の日から<u>7日</u>以内
対　象　経　費	主食費，副食費，燃料費，炊飯器・鍋等の使用謝金または借上げ費，消耗器材費，雑費

※下線部は特別基準の設定が可能なもの。東日本大震災では特別基準が適用され，当時の一般基準1,010円から1,500円に嵩上げされ，期間も7日以内から当面の間に延長された。

（内閣府政策統括官（防災担当）「災害救助法の概要（令和2年度）」より作成）

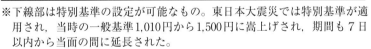

Ａ７.　②：災害救助法です。国による被災者保護や社会秩序の保全を図るための救助の実施体制，救助の種類や方法，その適用基準等を定めています。

Ａ８.　④：災害救助法では食費等の限度額を1人1日あたり1,160円と定めています。

災害救助法等担当者全国会議資料には留意事項として，「避難所等での炊き出しが長期化する場合は，できる限りメニューの多様化，適温食の提供，栄養バランスの確保等，質の確保について配慮するともに，状況に応じて管理栄養士等の専門職の活用も検討すること」とあり，栄養士の必要性についても触れられています。

◎災害の各ステージにおける災害関連法

　災害は，災害発生までの予防・準備期，災害発生後の応急期（発災直後の超急性期〜数か月ほどの慢性期），復旧・復興期の3段階（ステージ）に分けて考えることができます。そして，各ステージに対応する主な法律が異なっています。

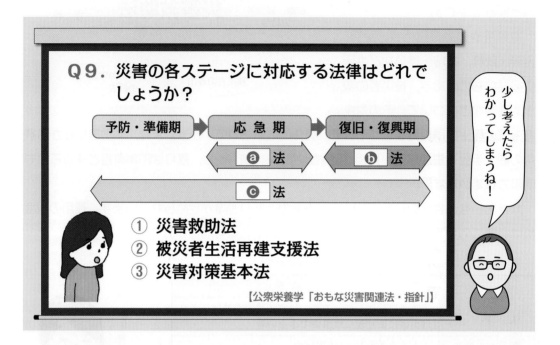

　災害対策基本法は，日本の防災対策の根幹ともいえる，内閣府「防災基本計画」の根拠法です（p.15参照）。同法は国の責務について，「国は，国土並びに国民の生命，身体及び財産を災害から保護する使命を有することにかんがみ，組織及び機能のすべてをあげて防災に関し万全の措置を講ずる責務を有する」（第3条第1項）としたうえで，行政，公共機関，住民等の責務を規定しています。災害の各ステージを網羅的にカバーする法律です。

　災害救助法は，発災後の応急期において応急救助に対応する主要な法律です（p.21参照）。

　被災者生活再建支援法は，自然災害の被災者の生活再建を支援し，「生活の安定と被災地の速やかな復興に資することを目的」とした復旧・復興期に対応する主要な法律です。

A9. ⓐ 災害救助法, ⓑ 被災者生活再建支援法, ⓒ 災害対策基本法

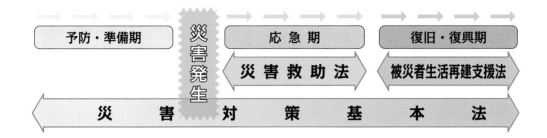

◎**被災者生活再建支援法**

　では, 被災者生活再建支援法に規定されている支援内容とは, いったいどのようなものなのでしょうか。調べてみましょう。

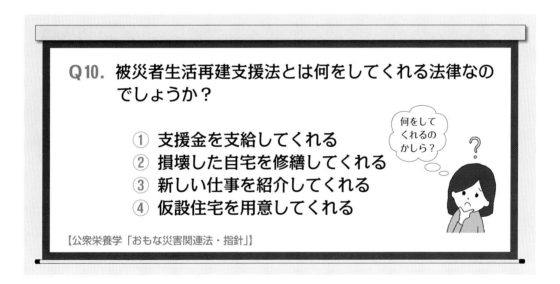

Q10. 被災者生活再建支援法とは何をしてくれる法律なのでしょうか？

① 支援金を支給してくれる
② 損壊した自宅を修繕してくれる
③ 新しい仕事を紹介してくれる
④ 仮設住宅を用意してくれる

【公衆栄養学「おもな災害関連法・指針」】

　被災者生活再建支援法は, 自然災害により著しい被害を受けた人や, 経済的理由などで自立して生活を再建することが困難な人に対して自立生活の開始を支援することにより, 被災地の速やかな復興を目指すことを目的としています。

　同法制定のきっかけは, 1995年1月17日に発生した阪神・淡路大震災です。被災地では住宅を失った多くの被災者から公的補償の実施を望む声が上がりました。この震災時には実現しませんでしたが, 後に全国で約2,400万人もの署名が集められることとなり, 1998年に制定されました。

　当初, 被災者生活再建支援金は壊れた住宅の再建に使うことが認められていないなど, 使途が制限されていましたが, 2007年11月の法改正により使途を定めず支給されるようになりました。

表　1世帯あたりの支援金の支給額

① 住宅の被害程度に応じて支給する支援金（基礎支援金）

被害程度	全壊	解体	長期避難	大規模半壊
支給額	100万円	100万円	100万円	50万円

② 住宅の再建方法に応じて支給する支援金（加算支援金）

再建方法	建設・購入	補修	賃借（公営以外）
支給額	200万円	100万円	50万円

※支給額は①，②の合計額となる。

（内閣府「被災者生活再建支援制度の概要」より作成）

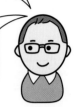

支援金は全都道府県の拠出による基金と国の補助から支給されます。

支給対象は世帯主で，最大300万円までと決められています。一人世帯の場合は，最大225万円です。

A10. ①：被災者生活再建支援金を支給するための措置を定めています。

●避難所で提供される食事

　災害関連法や指針，それに基づいた食支援の概要については理解していただけたでしょうか。ここからは，実際に避難所で提供された食事内容を紹介しつつ，栄養面からみた食事のあり方について考えていきましょう。

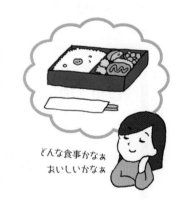

どんな食事かなぁ
おいしいかなぁ

◎熊本地震で提供された食事の例

　次の写真は，2016年4月14日に発生した熊本地震の際に，ある避難所で提供された食事を撮影したものです。

　発災から約1週間の時点で提供される食事は，アルファ化米やパンなど炭水化物が中心で，野菜などがほぼないことがわかります（写真①〜③）。また，2週間経った時点でも食事内容は特に改善されていませんでした（写真④）。もちろん，避難所ごとに差があることは考えられますが，このような食事内容で十分な栄養は摂れているのでしょうか。

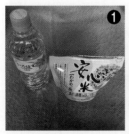 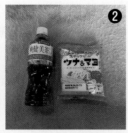 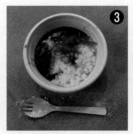 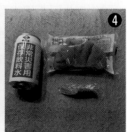

6日目（昼食）　　　7日目（昼食）　　　8日目（昼食）　　　14日目（朝食）

◎避難所における栄養の参照量

　厚生労働省は，このように食事を十分に取ることができない避難所生活においてエネルギーや栄養素の摂取不足による体力低下や体調不良を防ぐために，東日本大震災の際に食

事提供の目安となる栄養の参照量を公表しました。これは，日本人の食事摂取基準をもとに栄養素等の必要な量を算出し数値化したものです。

　参照量には，被災後3か月までの食事計画に用いるもの（2011年4月公表）と，被災後3か月以降の食事の評価に用いるもの（2011年6月公表）の2種類があります。

　前者は，備蓄計画や献立作成の指標となり，後者は，避難所で提供されている食事が必要量を満たしているかを評価するための指標となります。前者は食事摂取基準の推奨量を，後者は推定平均必要量をもとに作られています。

　では，避難所生活では，具体的にどの栄養素が必要になるのでしょうか。

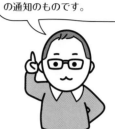

東日本大震災時は2010年版に基づいた参照量でしたが，熊本地震と西日本豪雨のときは2015年版の食事摂取基準に基づいた参照量が用いられました。
p.27〜28の数値は2018年8月1日の通知のものです。

Q11. 厚生労働省が公表した「避難所における栄養の参照量」に記載されている栄養素は何でしょうか。

① エネルギー，脂質，炭水化物，たんぱく質，ビタミンC
② エネルギー，ビタミンB₁，ビタミンB₂，ビタミンC，ビタミンD
③ エネルギー，たんぱく質，ビタミンB₁，ビタミンB₂，ビタミンC
④ エネルギー，炭水化物，たんぱく質，ビタミンC，ビタミンD

【応用栄養学「栄養の参照量」】

　厚生労働省健康局総務課事務連絡「避難所における食事提供の計画・評価のために当面の目標とする栄養の参照量について」（2011年4月21日）では，エネルギーとともに不足しやすい栄養素について，被災後3か月までの当面の目標量を示しました（右表）。これらの栄養素等については，被災後3か月以降の参照量も算定されています。

　栄養の参照量は，炊き出しなどの献立や食事量の調整，また，必要な栄養確保のための指標として用いられますが，よ

表　被災後3か月までの避難所における食事提供の計画・評価のために当面の目標とする栄養の参照量

（1歳以上，1人1日あたり）

エネルギー	2,000 kcal
たんぱく質	55 g
ビタミンB₁	1.1 mg
ビタミンB₂	1.2 mg
ビタミンC	100 mg

※日本人の食事摂取基準（2010年版）で示されているエネルギーおよび各栄養素の摂取基準値をもとに，平成17年国勢調査結果で得られた性・年齢階級別の人口構成を用いて加重平均により算出。なお，エネルギーは身体活動レベルⅠおよびⅡの中間値を用いて算出。

（厚生労働省通知「避難所における食事提供の計画・評価のために当面の目標とする栄養の参照量について」2011）

〈栄養の参照量に相当する食品構成の例〉

 穀類 550g
 いも類 60g
 野菜類 350g
 果実類 150g
 魚介類 80g

 食品に置き換えるとわかりやすいわ！

肉類 80g
卵類 55g
豆類 60g
乳類 200g
油脂類 10g

【給食経営管理論「避難所における食品構成例」】

(国立健康・栄養研究所『「避難所における食事提供の計画・評価のために当面目標とする栄養の参照量」に対応した食品構成例』2011より作成)

表　避難所における食品構成の具体例

食品群	加熱調理が困難な場合※1		加熱調理が可能な場合※2	
	1日あたりの回数※3	食品例および1回あたりの量の目安	1日あたりの回数※3	食品例および1回あたりの量の目安
穀類	3回	●ロールパン 2個 ●コンビニおにぎり 2個 ●強化米入りご飯 1杯	3回	●ロールパン 2個 ●おにぎり 2個 ●強化米入りご飯 1杯
いも・野菜類	3回	●さつまいも煮レトルト 3枚 ●干しいも 2枚 ●野菜ジュース（200mL）1缶 ●トマト 1個＋きゅうり 1本	3回	●下記のうち1品 　肉入り野菜たっぷり汁物 1杯 　肉入り野菜煮物（ひじきや切り干し大根等乾物利用も可）1皿 　レトルトカレー 1パック 　レトルトシチュー 1パック 　牛丼 1パック ●野菜煮物 1パック（100g） ●生野菜（トマト 1個など）
魚介・肉・卵・豆類	3回	●魚の缶詰 1/2缶 ●魚肉ソーセージ 1本 ●ハム 2枚 ――― ●豆缶詰 1/2缶 ●レトルトパック 1/2パック ●納豆 1パック	3回	●魚の缶詰 1/2缶 ●魚肉ソーセージ 1本 （カレー，シチュー，牛丼，いも・野菜の汁物，煮物）に含まれる ●卵 1個 ●豆缶詰 1/2缶 ●レトルトパック 1/2パック ●納豆 1パック
乳類	1回	●牛乳（200mL）1本 ●ヨーグルト 1パック 　＋プロセスチーズ 1つ	1回	●牛乳（200mL）1本 ●ヨーグルト 1パック 　＋プロセスチーズ 1つ
果実類	1回	●果汁100%ジュース（200mL）1缶 ●果物缶詰 1カップ程度 ●りんご，バナナ，みかんなど 　　　　　　　　　　1〜2個	1回	●果汁100%ジュース（200mL）1缶 ●果物缶詰 1カップ程度 ●りんご，バナナ，みかんなど 　　　　　　　　　　1〜2個

留意点：水（水分）を積極的に摂取するようにする。

※1　加熱調理が困難で，缶詰，レトルト，既製品が使用可能な場合。
※2　加熱調理が可能で，日持ちする野菜・果物が使用可能な場合。
※3　「1日あたりの回数」を基本に「食品例」の●を選択する。例えば，穀類で「1日あたりの回数」が3回であれば，朝：●ロールパン2個，昼：●コンビニおにぎり2個，夕：●コンビニおにぎり2個，といった選択を行う。

(国立健康・栄養研究所『「避難所における食事提供の計画・評価のために当面目標とする栄養の参照量」に対応した食品構成例』2011)

り具体的な目安として，国立健康・栄養研究所からは食品構成例と，食品構成の具体例が公表されています（前頁参照）。

A11. ①：エネルギー，脂質，炭水化物，たんぱく質，ビタミンCの5つです。

　東日本大震災発生から約3か月後，厚生労働省健康局通知「避難所における食事提供に係る適切な栄養管理の実施について」（2011年6月14日）が出されました。そこには，改善はみられるものの「避難所によっては依然として，野菜の摂取不足など食事内容に改善が必要な状況も見受けられており，避難所生活が長期化する中，日々の食事は，栄養不足の回避，生活習慣病の予防・改善，さらには生活の質の向上のために，一層重要」となっていることから，適切な栄養管理の実施に努めるようにと記されています。

　エネルギーおよび不足しやすい主な栄養素のたんぱく質・ビタミンB_1・ビタミンB_2・ビタミンC以外のいくつかの栄養素についても，体内貯蔵期間などを考慮して，補給目安が設定されました。

　また，避難所ごとの利用者の年齢構成や活動量が異なることも考慮され，身体活動レベルⅠとⅡの推定エネルギー必要量から算出された，幅をもたせた数値が示されました（右表）。

　こうした指標をもとに適切な栄養管理を行い，避難者の健康・栄養状態に十分配慮した食事を提供するには，管理栄養士・栄養士の存在は欠かせないといえるでしょう。

表　避難所における食事提供の評価・計画のための栄養の参照量

（1歳以上，1人1日あたり）

エネルギー摂取の過不足の回避	エネルギー	1,800～2,000 kcal
栄養素の摂取不足の回避	たんぱく質	55 g 以上
	ビタミンB_1	0.9 mg 以上
	ビタミンB_2	1.0 mg 以上
	ビタミンC	80 mg 以上

※日本人の食事摂取基準（2015年版）で示されているエネルギーおよび各栄養素の摂取基準値をもとに，平成27年国勢調査結果で得られた性・年齢階級別の人口構成を用いて加重平均により算出（被災3県ごとに算出の上，設定）。

（厚生労働省通知「避難所における食事提供に係る適切な栄養管理の実施について」2018）

Q12. 被災後3か月以降の栄養の参照量に追加された，「対象特性に応じて配慮が必要な栄養素」とはどれでしょうか。

対象特性って何かしら？

① カルシウム，ビタミンA，鉄，ナトリウム
② カリウム，ビタミンB_1，ビタミンB_2，葉酸
③ カルシウム，ビタミンC，亜鉛，葉酸
④ カリウム，ビタミンE，鉄，ナトリウム

【応用栄養学「栄養の参照量」】

　対象特性に応じて配慮が必要な栄養素のうち，摂取不足にならないよう追加されたのは，カルシウム，ビタミンＡ，鉄です。また，過剰摂取を避けなければならない栄養素として，ナトリウムが加えられました。

　先の通知には，思春期の児童・生徒（特に6〜14歳）においては骨量が最も蓄積されることから，カルシウム摂取の目安量が示され，成長期の子ども（特に1〜5歳）においては成長阻害や骨・神経などの発達が抑制されないように，ビタミンＡ摂取の最低ラインが示されています。月経がある人においては鉄の十分な摂取が推奨され，特に貧血の既往がある人は医師・管理栄養士の専門評価を受けるようにと記されています。そして，成人においては生活習慣病（高血圧）予防のために，ナトリウムは食事摂取基準の目標量（食塩相当量）を参考に，過剰摂取にならないよう求めています（下図参照）。

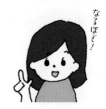

〈特定の対象者（集団）について配慮すべき事項〉

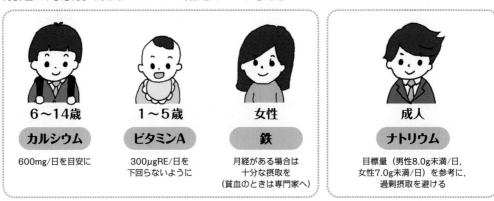

【公衆栄養学「栄養の参照量（対象特性に応じて配慮が必要な栄養素）」】
（厚生労働省通知「避難所における食事提供に係る適切な栄養管理の実施について」2018より作成）

A 12.　①：カルシウム，ビタミンＡ，鉄，ナトリウムの4つです。

●利用者の状況やニーズに応じた食事提供のために

　被災者への食事提供のための調理設備は避難所ごとに異なります。また，備蓄食料，支援物資の量も一律ではないため，食事内容や栄養にも差が出てしまいます。そうした格差を少なくするためには，どこでどのような食事が提供されているのか，何が必要とされているのかなど，各避難所における利用者の食事状況とニーズの把握が欠かせません。

◎避難所食事状況調査票

　避難所の食事状況を把握するには「避難所食事状況調査票」が用いられ，行政栄養士が個別に聞き取り，記入します。調査票は行政へ送られ，今後の食支援の内容を決める際の

〈避難所食事状況調査票の例〉

避難所食事状況調査票　1/2ページ

調査日	西暦 20XX 年 1 月 18 日（木）	記入者	あなたの所属A	☑保健所₁ □市町村₂ □他自治体₃
				□栄養士会₄ □その他₅:
			氏名B	ご自分のお名前
避難所名	A小学校	避難所区分		☑指定₁ □その他₂:
避難者数	避難者A：計（139）人　？→【 □~50人₁ □51~100人₂ ☑101~150人₃ □151~500人₄ □501人~₅】			
	在宅避難者等，食事だけ取りにくる食数B：（25~）食			
対応してくれた方	氏名A：お茶の水花子	お立場B	☑避難所責任者₁ □食事提供責任者₂ □その他₃:	
食事提供回数	□0回₁ □1回₂ □2回₃ ☑3回₄/日	飲料水	□なし₁ ☑不足（1人1日1.5L以下）₂ □十分₃	

避難所にいる要配慮者に☑	☑乳児₁	4 人	☑乳児用ミルク₁ ☑離乳食₂ ☑おむつ₃ □その他₄:アレルギー用ミルク
	☑食物アレルギー₂	4 人	☑7品目除去食₁ □7品目以外の除去食₂（原因食品）
	☑高血圧症₃	1 人	不足しているものに☑ ☑減塩食₁ ☑降圧剤₂ □その他₃:
	☑糖尿病₄	3 人	☑エネルギー調整食₁ □内服薬₂ □インスリン
人数把握が難しい場合は☑のみでOK	☑腎臓病₅	3 人	☑低たんぱく食₁ ☑低カリウム食₂ □低
	☑摂食嚥下困難者₆	8 人	☑とろみ調整食品₁ ☑嚥下調整食₂ □そ
	☑妊婦・授乳婦₇	3 人	·心臓病…2人（うち一人は酸素ボンベを使
	□その他₈:		·潰瘍性大腸炎…1人
	⑨□要配慮者はいない		

使えるライフライン	☑電気A	□上水道D
	□ガス（湯を沸かす）B 電気ポットで湯沸かし可	□下水道E 不明の可
	☑車による人や物のアクセスC	☑プールの水F

避難所で提供している一般の食事について

| 区分A | メニューB | 量C | 食事区分（あったものに）D | 食事提供方法E（該当 |
| | | | | |

避難所食事状況調査票　2/2ページ

環境・衛生面	保冷設備（冷蔵庫）A		☑有り₁ □有りだが使用不可₂ □無し₃	
	調理者の手洗いB 現状に☑		□アルコール消毒₁ □流水洗浄₂ ☑不明₃	
	喫食者の手洗いC 現状に☑		☑アルコール消毒₁ □流水洗浄₂ □不明₃	
	トイレD 使用可に☑		□元のトイレ₁ ☑仮設トイレ（5）基₂ ☑ポータブル（20）基₃	
	土足禁止エリアEに☑		□調理スペース₁ □避難スペース₂ ☑不明₃	
	使える炊き出し資源Fに☑	☑調理器具₁	□人手₄	
		☑スペース₂	□食材₅	
		□熱源₃（カセットコンロ・ガスボンベ等）	□その他₆:	
	欲しい電気調理機器Gに☑	☑電子レンジ₁ □電気ポット₂ □その他₃:		

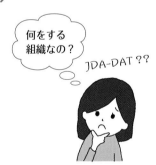

私も将来，
調査に行くかも…？

判断材料となります。

　しかし，食事調査を行うといっても，災害規模によっては行政栄養士だけでは手が足りなくなります。その際さまざまな協力を行っているのが「JDA-DAT」です。

　では，そのJDA-DATとはいったいどのような組織なのでしょうか。

●日本栄養士会災害支援チーム（JDA-DAT）

　JDA-DATとは，The Japan Dietetic Association-Disaster Assistance Teamの略で，日本栄養士会災害支援チームのことです。東日本大震災をきっかけに，国内外の大規模災害発生時に，被災地での栄養・食生活支援活動を迅速に行うために設立された組織です。被災地内の医療・福祉・行政栄養部門と協力して，緊急栄養補給物資の支援など，状況に応じた支援活動を行っています。

何をする
組織なの？

JDA-DAT ？？

　大規模な災害が発生した地域の行政（国・都道府県など），あるいは都道府県栄養士会が，日本栄養士会にJDA-DAT派遣を要請し，それを受けて日本栄養士会は各都道府県栄養士会JDA-DATに出動を要請します。

　JDA-DATはこれまでに，東日本大震災・熊本地震の被災地支援，平成27年9月関東・東北豪雨・平成30年7月豪雨の被災地支援，東日本大震災支援金募集，ネパール地震寄付金募集ほかさまざまな支援活動を行っています。また平時には，研修による人材育成や地域防災活動への支援・協力を行っています。

　ちなみに，JDA-DATの一員となるには，日本栄養士会に所属する専門の研修を受け

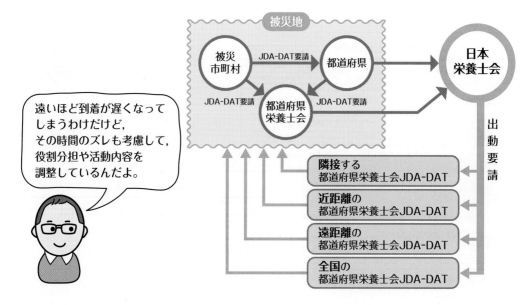

被災地

被災
市町村 ── JDA-DAT要請 ──▶ 都道府県 ──────▶ 日本
栄養士会

JDA-DAT要請   JDA-DAT要請

都道府県
栄養士会

出動要請

隣接する
都道府県栄養士会JDA-DAT

近距離の
都道府県栄養士会JDA-DAT

遠距離の
都道府県栄養士会JDA-DAT

全国の
都道府県栄養士会JDA-DAT

遠いほど到着が遅くなって
しまうわけだけど,
その時間のズレも考慮して,
役割分担や活動内容を
調整しているんだよ。

た栄養士であることが条件となっています。

◎JDA-DATの研修内容

　JDA-DATでは,臨機応変に対応する能力や人間
関係を調整する能力,災害時の炊き出しレシピの
考案,実践ワークショップなど,被災地で十分な
支援活動ができるように,幅広い内容の研修が行
われています。管理栄養士を目指す皆さんが学ん
でいる,栄養アセスメントや栄養指導といった項
目も研修内容に含まれています。

[研修項目]
① 災害の理解
② 初動体制
③ 臨機応変の対応能力,
　 人間関係の調整能力
④ 精神・心理的教育
⑤ 支援派遣者自身の健康・安全
⑥ コミュニケーションスキル
⑦ 栄養アセスメント
⑧ 栄養指導
⑨ 災害時のレシピ
⑩ 災害時の応急処置・救命活動
⑪ 実践ワークショップ

【応用栄養学「JDA-DAT」】

◎熊本地震災害時のJDA-DAT活動例

　熊本地震(2016年4月)の際には,熊本県庁をはじめ各地に特殊栄養食品ステーション
を設置し,配給された食事を食べられない被災者に対して特殊栄養食品を提供しました。
また,災害支援医療緊急車両「JDA-DAT河村号」(キッチンボックスを搭載)などにより
支援物資の搬送や巡回栄養相談の実施を行いました。

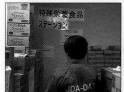
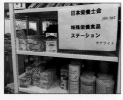
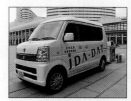
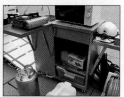

特殊栄養食品ステーションで
管理されている食品

JDA-DAT河村号外観(左)と
搭載されているキッチンボックス(右)

　このようにJDA-DATをはじめ，管理栄養士・栄養士の活動場面は多岐にわたっています。2017年に改訂された「厚生労働省防災業務計画」においては，医師・保健師と並び管理栄養士の役割の明確化が盛り込まれ，健康管理，保健医療の分野でのいっそうの活躍が期待されていることがわかります。

厚生労働省防災業務計画

（平成29年7月）
厚生労働省

都道府県及び市町村は，発災後迅速に保健衛生活動が行えるよう，被災者支援における公衆衛生医師，保健師，管理栄養士等の役割を地域防災計画等で明確にするとともに，災害時の公衆衛生医師，保健師，管理栄養士等の応援・派遣・受入が可能となる体制の整備，災害時の保健衛生活動マニュアルの整備及び研修・訓練の実施等体制整備に努める。
（「第2編　保健医療に係る災害予防対策／第9節　災害保健衛生活動に係る体制の整備」より抜粋）

（厚生労働省「厚生労働省防災業務計画」p.16，2017）

●特殊栄養食品

　被災者の中には，食物アレルギーのある人，赤ちゃん，高齢者，慢性疾患を患っている人など，提供する食事に特別な配慮が必要な人たちもいます。そうした人たちに対しては，特殊栄養食品を提供します。

　例えば，腎臓病患者にはたんぱく質の少ない米やおかず，ミルクアレルギーの乳児にはアレルゲン除去粉乳，咀嚼や嚥下の困難な高齢者にはミキサー食など，対象に応じた食品を選ぶ必要があり，これは管理栄養士・栄養士の仕事であるといえます。

　先述したJDA-DAT特殊栄養食品ステーションには，さまざまな特殊栄養食品が保管・管理されていますが，管理栄養士・栄

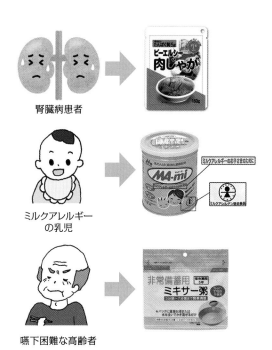

腎臓病患者

ミルクアレルギーの乳児

嚥下困難な高齢者

養士であるスタッフの手によって，普通の食事がとれない人たちに適切な食品が提供されています。

◎特殊栄養食品の備蓄率

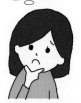

普通の食事がとれない人のことも，もっと考えないとなぁ…

　では，特殊栄養食品の備蓄は十分になされているのでしょうか。

　2013年に行政として組織的に特殊栄養食品を備蓄しているかどうかを，1,250の自治体を対象に調査したところ，乳児用ミルクを備蓄していると回答した自治体数は291（23.3%），おかゆは215（17%），アレルギー対応食品は150（12%），ベビーフードは30（2.4%），低たんぱく米・高齢者用食品は22（1.8%）という結果になりました。行政としての備蓄状況は決して良いとはいえないことがわかりました。

【給食経営管理論「災害時要配慮者に対する非常食」】

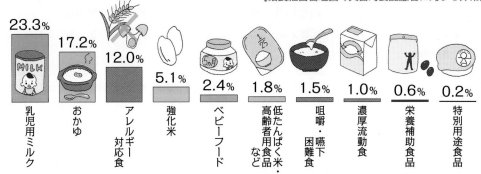

（山田佳奈実・須藤紀子・笠岡（坪山）宜代ほか「災害時の栄養・食生活支援に対する自治体の準備状況等に関する全国調査〜地域防災計画と備蓄について〜」日本栄養士会雑誌，58（7），33-42，2015）

●災害時要配慮者

　災害時に提供する食事について特別な配慮が必要な人がいることはおわかりいただけたと思います。しかし，大きな災害に見舞われてしまったとき，食事以外の支援を必要とす

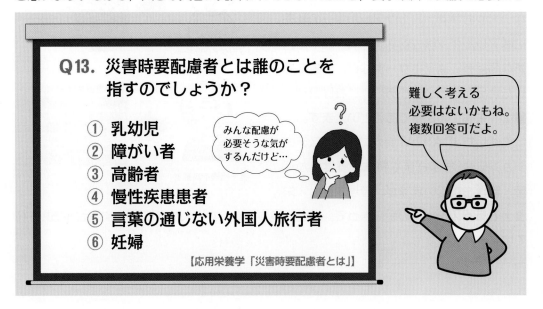

る人たちも大勢いるのです。

　災害対策基本法では，防災上，「高齢者，障がい者，乳幼児その他の特に配慮を要する者」を「要配慮者」と定義していますが，本書における「要配慮者」は，栄養・食生活の面からみて特別な配慮を必要とする人をターゲットとして進めていきます。

　では，災害時要配慮者とは，具体的にはどういう人たちを指すのでしょうか。

　災害医療の分野では，乳幼児，障がい者，高齢者，慢性疾患患者，言葉の通じない外国人旅行者，妊婦を「災害時要配慮者」とし，頭文字を並べて「CHECTP」で表すこともあります。

〈災害時要配慮者：CHECTP（チェクトピー）〉

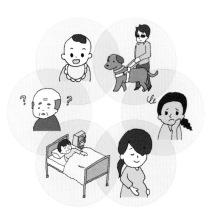

C child（乳幼児）
H handicapped（障がい者）
E elderly people（高齢者）
C chronically ill（慢性疾患患者）
T tourist（言葉の通じない外国人旅行者）
P pregnant woman（妊婦）

【応用栄養学「災害時要配慮者とは」】

A 13. ①〜⑥：選択肢のすべてが災害時要配慮者です。

　避難所での食支援にあたり，乳幼児や高齢者に対して配慮が必要なのはある意味当然ですが，では疾病等（食物アレルギーや体調不良等含む）のある人についてはどうでしょうか。例えば，知的障害がある人や外国人旅行者では，支援を行うこちら側との情報のやり取りが困難なことも多く，健康であるかどうかの判断が難しい場合もあります。また，外国人に対しては，宗教上の理由から食べられない食品があることも考慮する必要があります。

　このように災害時要支援者に対しては，文字通りさまざまな配慮をしつつ食支援を行います。災害対策基本法では，平時において市町村の「避難行動要支援者名簿」の作成を義務づけており，管理栄養士・栄養士は，行政や他職種と連携して情報を得ることが必須になります。

　ところで，実際に災害時要配慮者はどれくらい存在するのでしょうか。東日本大震災で被災した某市では，入

災害時要配慮者がみられた避難所の割合
（東日本大震災時，某市）

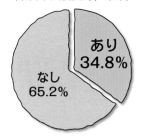

あり 34.8%
なし 65.2%

（Tsuboyama-Kasaoka, N., Hoshi, Y., Onodera, K., *et al.*: What factors were important for dietary improvement in emergency shelters after the Great East Japan Earthquake?, *Asia Pacific J. Clin. Nutr.*, 23, 159–166, 2014.）

所者の中に要配慮者がみられた避難所は34.8%あり，およそ3か所に1か所の割合となりました。今後も災害が起きた際に「普通の食事が食べられない人」への配慮が，常に行われなければならないことがわかると思います。

◎栄養アセスメントと栄養ケア

　避難生活を送る被災者は，栄養や水分の摂取不足，心身疲労，ストレスなどさまざまな要因により健康状態が悪くなることが少なくありません。特に要配慮者のうち高齢者や慢性疾患患者は，体調を崩しがちであり，最悪の場合，死につながってしまう危険性があることも考えなければなりません。

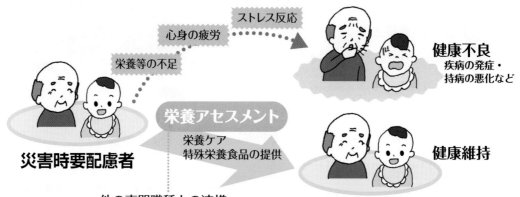

【応用栄養学「災害時要配慮者における栄養上の注意点」】

　要配慮者は一人ひとり必要とする支援が異なるので，管理栄養士・栄養士は，他の専門職種と連携しながら，栄養アセスメントを行い，必要な特殊栄養食品を提供するなど，個別に，きめ細やかに栄養ケアを行わなければなりません。

◎災害時の栄養・食生活支援マニュアル

　災害時には栄養アセスメントなどによるきめ細かな食支援が必要だと先述しましたが，実は，東日本大震災の際には，行政栄養士が炊き出しの業務から抜けることができず，被災者の栄養アセスメントを十分に行えなかったというケースがみられました。

　このような事態を防ぐためにも，それぞれの地域・組織の行政栄養士は災害に備え，「災害時の栄養・食生活支援マニュアル」や「アクションカード」を作成し，管理栄養士・栄養士が果たすべき業務を明確にしておく必要があるでしょう。

　ところが，2018年現在，全国の市町村における行政栄養士の配置率が100%ではないという現実があります。また，配置されていても1名ということも少なくありません。

　市町村は，災害時には最前線でその対応にあたり，平時には災害対策基本法に基づいた地域防災計画を作成（p.15参照）して，災害に備えた準備をしておかなければなりません。

そして，その防災計画の一環として栄養・食生活支援マニュアルも作成されるべきですが，実際には，行政栄養士の不足から，小さな市町村ほど作成できておらず，都道府県等のマニュアルやガイドラインを災害時の支援活動の拠り所とすることも多いようです。

〈都道府県等による災害時の栄養・食生活支援マニュアルの例〉

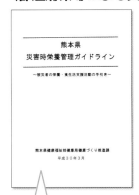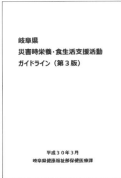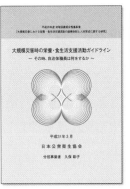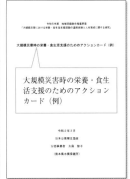

　　平成25年3月に策定した現行のガイドラインは，市町村の避難所運営での栄養・食生活支援活動（以下，「食支援活動」という。）を円滑に行うために，市町村がマニュアル等を作成するための手引きと位置付けていました。

　　しかし，実際には市町村が独自にマニュアル等を作成することができないまま，熊本地震に直面し，食支援活動の直接ツールとして活用するに至りました。〈中略〉このようなことから，熊本地震の反省を踏まえ，被災者の食支援活動に携わる関係者が迅速かつ効果的な食支援活動を行うための，統一的なツールになるよう改定することとしました。

（「第1章　熊本県災害時栄養管理ガイドラインの基本的考え方／1　改定の背景」より抜粋）

（熊本県「熊本県災害時栄養管理ガイドライン～被災者の栄養・食生活支援活動の手引き～」p.1, 2018）

◎特定給食施設における災害時の食事提供

病院や老人ホームにいて避難所へ行けない人たちの食事はどうなっているでしょうか。

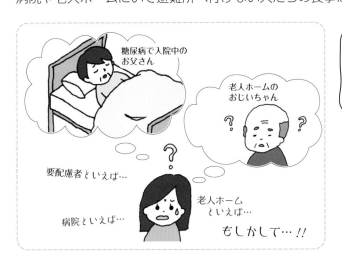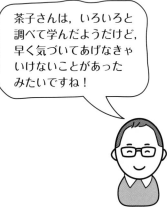

　病院や老人ホームなどの給食施設は，栄養管理の実施などについて，行政による指導のもとで運営されています。

　給食施設の中で特定給食施設とされるのは，法により「特定かつ多数の者に対して継続的に食事を供給する施設のうち栄養管理が必要なものとして厚生労働省令に定めるもの」（健康増進法第20条）であり，「継続的に1回100食以上又は1日250食以上の食事を供給する施設」（健康増進法施行規則第5条）であると規定されています。

　行政（栄養指導員：管理栄養士または医師）は，特定給食施設において，災害が起きた際に少なくとも3日間〜1週間程度は，1日3食の食事提供が継続できるように備蓄等を行うことを指導します。また，施設に対して，災害発生時を想定した教育や訓練などの指導・支援を行っています。

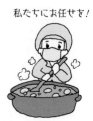

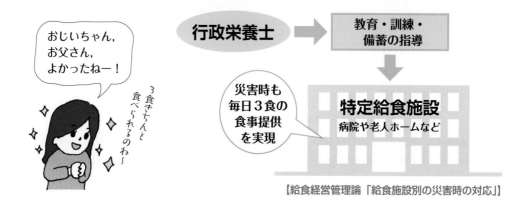

【給食経営管理論「給食施設別の災害時の対応」】

◎給食施設におけるライフライン復旧までの食事提供

　下表は，首都直下地震，南海トラフ巨大地震が発生した場合，ライフラインの復旧までにどれくらいの時間がかかるかを予測したものです。

表　予測されるライフライン復旧までの期間

	首都直下地震※1	南海トラフ巨大地震※2
電　　力	1週間	数日〜2週間
通　　信	2週間	数日〜4週間
ガ　　ス	4〜8週間	2〜6週間
上　水　道	8週間以上	4〜8週間
下　水　道	8週間以上	数日〜5週間

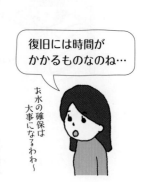

※1：東京都のみを対象。
※2：被害が甚大と想定される5地区の，東海（静岡県，愛知県，三重県），近畿（和歌山県，大阪府，兵庫県），山陽（岡山県，広島県，山口県），四国（徳島県，香川県，高知県，愛媛県），九州（大分県，宮崎県）を対象。

（東京都「首都直下地震等による東京の被害想定─（概要版）」p.74，2012／内閣府中央防災会議「南海トラフ巨大地震の被害想定について（第二次報告）」p.9-30，2013）

　給食施設は，このような復旧に時間を要する大規模災害ではないにしても，災害発生時には，医学的あるいは栄養学的に特別に管理された食事の提供を継続して行わなければなりません。また，施設によっては，平常時の喫食者以外にも，被災者を対象とした食事の提供を行う場合も考えられます。災害時においては，いつも以上の役割を期待される施設であるといえるでしょう。

　先述したように，行政栄養士は，そうした給食施設において，平時より災害に備えた栄養管理計画を立案し，教育・訓練・備蓄等の指導・支援を行っていくなど，大きな役割を担っているのです。

━━━━━ ◆ ━━━━━ ◆ ━━━━━

　以上，災害時の食支援について，主に避難所を舞台にして考えてきました。管理栄養士養成課程で学ばれている皆さんでも，災害関連法規と食支援との関係や，実際の炊き出しでの様子など，知らないことがたくさんあったのではないでしょうか。

　また，災害時の食支援において，管理栄養士・栄養士の役割が非常に注目されており，さまざまな場面で重要な活動を求められていることを，改めて実感していただけたのではないでしょうか。

がんばろう〜！

よーし，
もっともっと
勉強するぞ〜！

第3章
災害時の食支援
―給食施設編―

保健所の業務の一つに特定給食施設への指導と支援があります。管内給食施設における災害対策の現状のアンケート調査なども業務の一環です。

学校を卒業し，管理栄養士になった茶子さんは保健所に就職しました。

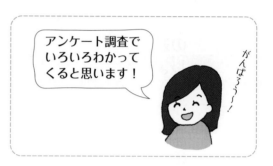

アンケート調査でいろいろわかってくると思います！

がんばろー！

●給食施設の災害対策

アンケート調査では「委託業者と対応」と回答している施設が一定数みられました。中には「災害対応のための備蓄食倉庫を市内に1か所整備したので，災害時にはここから配送します」という，給食会社がクライアント側に出している文書のコピーをそのまま同封している施設もありました。

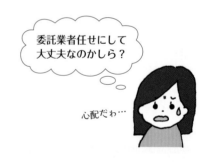

委託業者任せにして大丈夫なのかしら？

心配だわ…

しかし，このように回答した施設は，実際の災害時にどの程度の人や物資を，どの程度の速さで用意できるのかを具体的に把握しているのでしょうか。

◎施設における備蓄の必要性

例えば，南海トラフ巨大地震では，震度6弱以上となるのは30都府県の734市区町村に及び，面積は全国の約32%，人口は全国の約53%を占める超広域だと想定されています（中央防災会議：南海トラフ巨大地震対策について（最終報告）平成25年5月）。

第1章で述べたように，震度6弱の地震でも被害は大きく，道路が損壊し，建物が崩れ，道をふさぎます。また，東日本大震災のように，津波で車両が流されたり，ガソリン不足になったりして，物資を運ぶ車両や燃料を調達できないことも考えられます。当時は輸送路およ輸送車両等の確保に2日間を要したといわれています。また，備蓄食倉庫の鍵

を持っている給食会社の担当者自身が被災している中，倉庫にたどり着けるかどうかもわかりません。

　施設の種類によっては，災害時には避難所へ行くことを想定しており，備蓄の必要性はないとする回答もありました。移動できないことも想定すべきなのか，施設側でも迷っている様子がうかがえます。

✕ 流通備蓄 災害が起こってから物を運ぼうと思っても無理！

◯ 現物備蓄 使うことになるその場に備蓄しておこう！

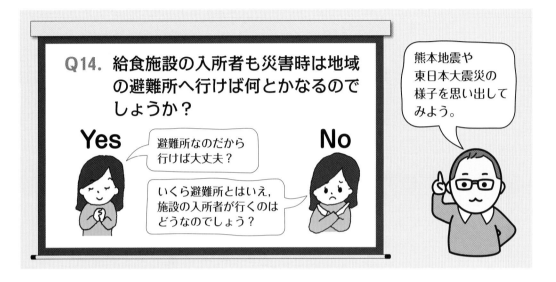

Q14. 給食施設の入所者も災害時は地域の避難所へ行けば何とかなるのでしょうか？

Yes　避難所なのだから行けば大丈夫？

No　いくら避難所とはいえ，施設の入所者が行くのはどうなのでしょう？

熊本地震や東日本大震災の様子を思い出してみよう。

　給食施設は自己完結が原則です。

　市町村が開設する避難所も全員は収容できません。熊本地震では想定以上の避難者が発生し，入りきらない被災者は車中泊を余儀なくされました。さらに，本震による倒壊などで指定避難所の一部も閉鎖されてしまい，収容できた人員はさらに限られました。

　そもそも避難所に行けば"モノ"がもらえるとは限りません。多くの自治体は家庭において最低3日分の備蓄をしている前提で，不足する分を補う量の備蓄しかしていません。給食施設で備蓄せずに，最初から公的備蓄をあてにするのは間違いなのです。

表　大震災で予想される避難者数と食料・水の備蓄割合

都道府県	避難者数（万人）	1人あたりの備蓄量（日分）	
		食料	水
東　京　都	220	2.06	0.25
埼　玉　県	67	2.63	0.13
神 奈 川 県	104	1.67	0.34
愛　知　県	130	0.80	0.16

（読売新聞「南海トラフ巨大地震や首都直下地震で甚大な被害が予想される18都府県の調査」より抜粋）

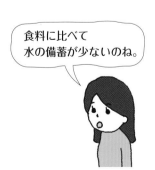
食料に比べて水の備蓄が少ないのね。

例えば，首都圏の某政令指定都市の備蓄は，市民の9.5％分しかありません。市民の9割以上は自宅にとどまり，家庭の備蓄で食いつなぐことを想定しているのです。給食施設も行政まかせにせず，入所者を守るために，まずは自施設で備蓄することが求められます。

A14．No：避難所の備蓄量は十分とは限りません。自施設での備蓄が基本です。

◎施設における水の備蓄

地域の給水拠点はおおむね半径2kmの距離内に1か所設置されていますが，各施設は自施設に近い給水拠点の場所を把握していなければなりません。水は運ぶのが大変で，水用ポリタンクや台車の準備は必須です。阪神・淡路大震災のときは上水道の復旧までに2か月を要しました。水の運搬に貴重な時間と人手がとられてしまうことを考えると，水も施設内に現物備蓄しておくことが必要です。

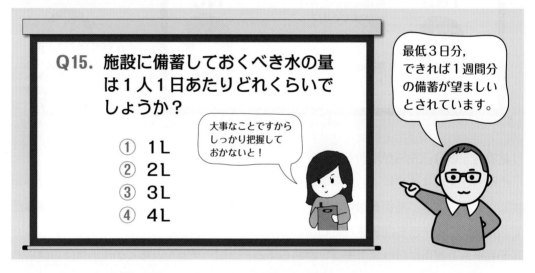

飲料水として必要なのは1人1日1L，調理用水も合わせると1人1日3Lです。

2019年度の全国調査によると，89％の市町村でアルファ化米が備蓄されていますが，1袋の調理に要する水は160mLです（商品によって異なります）。アルファ化米は水もしくは野菜ジュースなどの液体がないと戻せず，食べることができません。

では，大量に備蓄した水を使い切れずに捨てている，あるいは賞味期限が切れてしまった場合はどのようにすればよいでしょうか。これまで述べてきたように，災害時に水はとても貴重です。飲用水としては使用できなくても，生活用水としてとっておきましょう。ただし，混乱の中，飲用水と間違えて提供しないように，赤いシールを貼っておくなど，一目でわかるよう

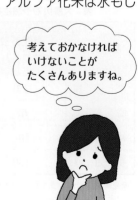

にしておくことが肝心です。

A 15. ③：飲料水1L，調理用水2Lの合計3Lです。

◎施設における食料の備蓄

　アンケート結果をみると，保育所や障害者の通所施設，ショートステイやデイサービスなどの1日1食しか提供しない給食施設は，災害発生時は利用者を帰宅させる前提で考えているため，災害への備えに対する必要性を感じていないようでした。

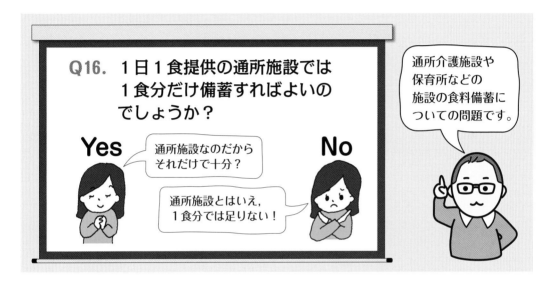

　園児や障害者，高齢者などの災害時要配慮者は，緊急車両や帰宅困難者で道路や公共交通機関が大混雑する中，長時間歩いて帰宅することはできません。宿泊も想定した備えが必要です。

　入所者以外にも，入所者の家族，泊まり込む職員，避難してくる帰宅困難者の食事についても考慮しなければなりません。

被災時には通常以上の食事が必要になる

→ 帰れなくなった入所者の分
→ お迎えに来て帰れなくなった入所者の家族の分
→ 一緒に泊まり込む職員の分
→ 避難してくる近隣や通りすがりの帰宅困難者の分

A 16. No：上記のとおり，宿泊する人の分，帰宅困難者の分も考慮が必要です。

◎被災時の保育所の実際

　東日本大震災の事例をみてみましょう。首都圏の保育所では，発災当日の夕食と翌朝の朝食も必要となりました。また，入所児の分だけではなく，一緒に宿泊した職員の食事も必要になりました。

〈東日本大震災時の保育所の様子（聞き取り調査より）〉

首都圏政令指定都市 （公立・私立各1か所）	東北地方津波被災町 （公立・私立各1か所）
・大量の帰宅困難者 ・お迎えを待っている子ども 　たちに夕食を提供　　―夕食 ・飲まず食わずで歩いてきた 　保護者にも食事を提供　―保護者の分 朝 食　・職員も宿泊　　―職員の分 ・朝食も提供 ・計画停電（水）　　―ライフライン途絶の中での給食提供 ・食材不足（牛乳・ヨーグルト）―長期にわたる不足	・最後のお迎えはそれぞれ午 　後10時と8時に完了 ・公立保育所は3/14から休園

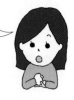

保育所に限って考えても
たくさんの食料が
必要なことがわかりますね。

想定される事態へ
どう対応するのかを
施設で話し合って
おくべきですね。

（迫和子ほか「保育所における災害時の栄養・給食対応に関する研究」保育科学研究，第3巻（2012年度））

　被災地の保育所の発災当日の様子は下表のとおりです。色文字の記述から，公立保育所Aでは，保育所が避難所でないにもかかわらず災害時に近隣住民が避難してきてしまうことがわかります。一方，私立保育園Bの記述からは，保育園の職員と園児が，避難所ではないデイサービスセンターに避難し，食事の提供を受けていることがわかります。このように，災害時には避難所に指定されていない施設にも，被災者が避難してくる事態がよくあると考えられます。

表　東日本大震災発災当日の被災地保育所の避難状況

	時刻	できごと
公立保育所A	14：46	施設長の指示のもと，第一避難所である園庭に避難 随時，迎えに来た保護者に園児を引き渡した 寒くなり，ホールに避難したが，余震が続いた ホールの壁・天井・スピーカーが落下
	15：30頃	3メートルの津波。その後すぐ6メートルの津波がくるという放送 停電および断水となった 施設の目の前にある2階建ての製線所へ避難 おやつとして用意していたパンと買い置きの食品を摂取
	22：00	最後の保護者が迎えに来る 避難してきた近隣住民を帰らせた
私立保育園B	14：46	施設長と近隣の児童館館長との話し合いの末，第一避難所である園庭に避難 随時，迎えに来た保護者に園児引き渡し 持ち出した菓子類を食べた 寒くなり屋内への避難を検討するが，第二避難所の公民館支所からは耐震強度を理由に断られた
	日没後	デイサービスセンターへ避難 保育園Bの職員には，デイサービスセンターよりインスタントの焼きそばが配られた 入所児は，当日用意していたおやつとジュースを食べた
	20：00	最終の迎えが来た

（迫和子ほか「保育所における災害時の栄養・給食対応に関する研究」保育科学研究，第3巻（2012年度）を改変）

Q17.　発災当日，被災地の保育所で最も役に立った食品は何だったでしょうか？

① 味付きのアルファ化米
② レトルトのカレー
③ ビスケットやせんべい

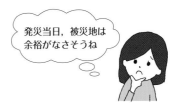

発災当日，被災地は余裕がなさそうね

Q18.　保育所ではどれくらいの量の食料を何日分備蓄しておけばよいのでしょうか？

① １食分を７日分
② 1.5食分を５日分
③ ２食分を５日分
④ ３食分を３日分

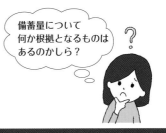

備蓄量について何か根拠となるものはあるのかしら？

　前頁の表をみると，発災当日の被災地の保育所では，調理をする余裕がなく，提供した食品はパン，菓子，ジュースなど，調理や食器が不要で，そのまま食べられるものだけだったことがわかります。ただし，菓子といっても，ようかんなど，子どもたちが食べなれていないものを災害時に初めて食べさせるのはおすすめできません。管理と費用の負担を軽減するために賞味期間が長いものを選びがちですが，子どもたちが喜んで食べてくれるものを備蓄しましょう。備蓄の目的は長期間保管しておくことではなく，災害時に食べて役立つことです。子どもは災害時だからといって食べたくないものは食べてくれません。子どもたちの好きなものなら，平常時のおやつでどんどん消費できます。ローリングストックが実行できれば，賞味期間にこだわる必要性はなくなりますし，通常食品は備蓄用の食品よりも安く手に入ります。

配付や片付けが簡単　子どもが食べ慣れている　お菓子の買い置き　喜んで食べてくれる　食器がいらない　ビタミン・ミネラルを摂取できるものもある

日本栄養士会の「保育所における災害時対応マニュアル―給食編―」では，昼食（1食）＋おやつ（0.5食）＝1.5食分を5日分備蓄することを推奨しています。昼食は主食だけでなく，副食も備蓄します。

5日分の備蓄食品算出表

A	B	C	D：1食分の栄養価		E	F：備蓄（購入）量（kg）
	食品名	1食分量	エネルギー	たんぱく質	使用回数	人数×C×E÷1000
主食（E列の合計が5になるように）	アルファ米（白米）	50 g	185 kcal	2.7 g	1	
	アルファ米（五目御飯）	50 g	186 kcal	3.8 g	1	
	アルファ米（わかめご飯）	50 g	184 kcal	3.6 g		
	アルファ米（白飯：しそわかめふりかけ）	50 g	187 kcal	2.8 g		
	アルファ米（えびピラフ）	39 g	141 kcal	2.6 g		
	レトルトごはん	100 g	145 kcal	2.3 g	1	
	レトルトおかゆ				1	
	パンの缶詰（オレンジ）	50 g	182 kcal	4.4 g	1	
						合計 5 で5日分
						副食・おやつも 同様に5日分選択
アレルギー用	パンの缶詰（キャラメル）卵不使用	50 g	190 kcal	3.6 g		
副食	鶏肉うま煮缶	35 g	37 kcal	4.1 g		
	煮込みハンバーグ	50 g	69 kcal	4.2 g		
			113			

・E列の「使用回数」の合計が「5」になるように選ぶ（同じものを5回分でも可）。
・副食・おやつも同様に選ぶ。
・F列には人数を書き入れる。
　　①1歳以上の入所児全員（定員もしくは在籍数のいずれか多いほう）に②職員（パートも含めた日常的に保育所にいる実際の人数）を足した人数。大人は子どもの2倍食べると考えて，人数＝①＋（②×2）とする。
・乳児はマニュアルの中の「乳児期の非常用備蓄食品一覧」を使って別途対応する。

A 17. ③：子どもが食べ慣れていて，喜んで食べてくれることが重要といえます。

A 18. ②：保育所は基本的に宿泊施設ではないため，食数は昼食とおやつの1.5食分，また東日本大震災で発災後に外部からの食料調達に5日を要したことから備蓄は少なくとも5日分必要であるという考え方です。

◎アレルギー児への対応

Q19. アレルギー児のいる施設での食料備蓄はどうすればよいのか考えてみましょう。

　災害時にアレルギー児の個別対応は難しいので，最初から誰でも食べられるものを備蓄しておくのが，誤食事故を防ぐ最も確実な方法です。東日本大震災の被災地では，災害拠点病院でもアレルギー対応が再開できたのは，発災から1か月後でした。

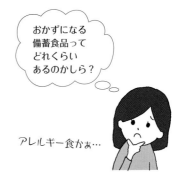

おかずになる備蓄食品ってどれくらいあるのかしら？

アレルギー食かぁ…

　例えば，ある保育所では，小麦アレルギーの子どもでも食べられる米粉クッキー（3年保存）を平時のおやつとしても提供しています。みんなに同じものを配るので人手の足りない災害時も提供が楽ですし，普段から食べなれているものなので子どもたちも安心します。

　では，具体的には，どのような食品が考えられるでしょうか。

　高知県の黒潮町缶詰製作所の缶詰は，7大アレルゲン不使用で，熊本地震でも大活躍しました。缶詰ですから，当然保存性は高いです。

　東京都のアルファフーズのUAA食品「美味しい防災食」は，食物アレルギー特定原材料等27品目不使用で5年間保存ができます。開封してそのまま食べられるレトルトパウチのホワイトシチューやソフト金時豆などがあります。

　健康ビジネス協議会の「おもいやり災害食認証制度」のマークを目印に商品を選択するのもよいでしょう。

　また，さまざまな法律に規制されて「アレルギー用」と表示できないものの，アレルギー患者が食べられるものはたくさんあります。災害用か否かにこだわらず，在庫品のアレルギーに関する情報一覧を作成してみましょう。

　いきなり，アレルギー対応の備蓄食品を買いそろえようとするのではなく，右図のように十分な検討をしたうえで，足りない部分を購入で補うようにしましょう。

〈おもいやり災害食認証のマーク〉

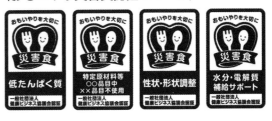

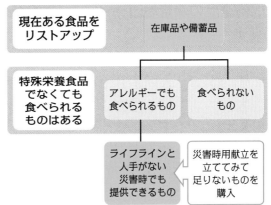

現在ある食品をリストアップ　　在庫品や備蓄品

特殊栄養食品でなくても食べられるものはある　　アレルギーでも食べられるもの　　食べられないもの

ライフラインと人手がない災害時でも提供できるもの　　災害時用献立を立ててみて足りないものを購入

A 19. アレルギー児を含めた誰もが食べられる食料の備蓄が望ましく，在庫品のアレルギー対応状況を十分に調査・検討したうえで，アレルギー対応食を含めた備蓄を行うのがよいでしょう。

〈在庫品のアレルギーに関する情報一覧の例〉

	食品名	鶏卵	小麦	乳
アサヒ	バヤリースリンゴ			
カゴメ	アップルジュース			
	オレンジジュース			
	トマトジュース			
	野菜ジュース			
明治屋	みかん缶			
	杏仁フルーツEO缶			
長期保存飲料水	いのちの水　500ml			
キューピー	白がゆ			
アルファー食品	五目ご飯			
ニチロ	さば味噌煮缶詰			
	さば味付缶			
HONIHO	さんまの蒲焼缶			
三和化学 ブレンダー食ミニ	大根のそぼろ煮			
	鰹の生姜煮	○		○
	肉じゃが	○		○
	ひらめの甘酢あんかけ	○		
	野菜のクリーム煮	○		○
	筑前煮	○		○
OKUNOS うらごしシリーズ	かぼちゃ(うらごし)			
	グリンピース(うらごし)			
	焼き芋(うらごし)			
明治ベビーフード 赤ちゃんレストラン	魚と野菜のトロトロ煮			
	豆腐とひき肉のあんかけ			
	レバーと野菜のペースト			○
サバイバルフーズ	クリームシチュー	○		○
OKUNOS	パンプキンスープレトルト	○		○
	コーンスープ	○		○
キッコーマン	アップルソース			

（提供：大妻女子大学川口美喜子教授）

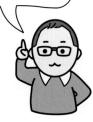

アレルギー用，災害用の食品ではなくても備蓄できるものはたくさんありますね。

◎備蓄品の保管場所

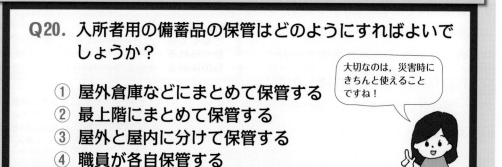

Q20.　入所者用の備蓄品の保管はどのようにすればよいでしょうか？

① 屋外倉庫などにまとめて保管する
② 最上階にまとめて保管する
③ 屋外と屋内に分けて保管する
④ 職員が各自保管する

大切なのは，災害時にきちんと使えることですね！

　在庫品・備蓄品は，利用できなくなるリスクを分散させるために分散備蓄することがおすすめです。

分散備蓄の場所		
地震対策	水平 ⇔ に分散	建物の倒壊に備えて屋内と屋外に
水害対策	垂直 ↕ に分散	浸水に備えて上の階と下の階に

停電で暗くても取り出せる採光のある部屋に保管しよう。それが難しいときはランタンを備えておくといいね。

エレベーターが使えないことも考慮して階段で運べる階にしよう。

A 20. ③：保管場所は屋内と屋外に分散させるのが望ましいです。

◎備蓄コストを抑える工夫

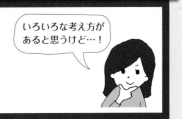

Q21. 予算がない中，コストを抑えて備蓄するには，どのような方法があるでしょうか？

いろいろな考え方があると思うけど…！

　備蓄コストを抑えるには２つの方法が考えられます。ひとつは通常使用している食材を備蓄として活用する方法で，もうひとつは通常献立に使えるものを備蓄する方法です。

　１つ目の例としては，2017年に完成した東京都の福生市防災食育センターが挙げられます。同センターは災害時に310人収容できる避難所としても機能しますが，他の避難所へ応急給食の提供も行います。想定される市内の避難者約１万５千人分に相当する米と乾燥具材（おにぎりと汁物を３日分）を備蓄しています。平常時は給食センターとして稼働しており，米は給食に使われているため常に新しいものに置き換わっています。給食費での購入ですから備蓄としての費用はかかっていません。

　２つ目の方法はある大学病院で実践されています。同病院の管理栄養士の先生曰く，「通常献立に使用できるかどうかが非常食の選択基準」だそうです。いかにも備蓄食とい

〈地域循環備蓄の例〉

福生市防災食育センター（2017年〜）

・避難所(310人)，備蓄庫，応急給食施設等の防災機能を備えた施設
・平常時は市内小中学校10校に給食提供
・備蓄：応急給食用の米 4.5トン
　　　　汁物用乾燥具材 45,000食分
・米は給食費で購入し，平常時は学校給食で使用

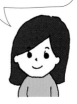

地域循環備蓄は家庭で行っているローリングストックの地域版ですね。

ったものは避け，通常献立の食材として組み込めるようなものを選んでその予算でまかなうため，やはり備蓄としての費用はかかっていません。

　賞味期限がくるまで保存しておく備蓄品に頼るだけでなく，給食など通常の献立に使うものをローリングストックして災害時に備えるという考え方が重要です。

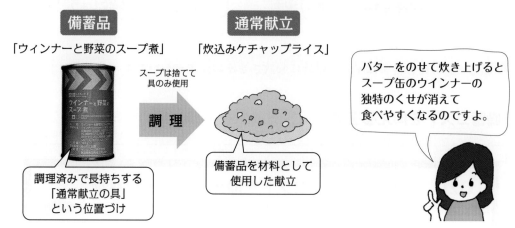

備蓄品　　　　　　　　　通常献立

「ウィンナーと野菜のスープ煮」　　「炊込みケチャップライス」

スープは捨てて具のみ使用

調 理

備蓄品を材料として使用した献立

調理済みで長持ちする「通常献立の具」という位置づけ

バターをのせて炊き上げるとスープ缶のウインナーの独特のくせが消えて食べやすくなるのですよ。

（岡本智子「非常食の平時での活用方法」臨床栄養，128（3），329-331，2016）

〈備蓄のポイント〉

いわゆる **非常食**

賞味期間の長い，災害が起きるまで保管しておくだけの食品

通常献立では使用することのない特殊な食品，変わった食品

期限切れ後の処理にも困る

賞味期限切れになりやすい

災害のためだけに食料を買うのはやめる

・災害のためだけの備蓄は家庭においても長続きしない
・普段から使えるものほど備蓄が進む

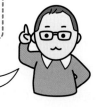

例えば，施設内の売店や自動販売機の商品も災害時の契約をしておけば，備蓄品のひとつとしてカウントすることができますね。自動更新されて，置き場所も不要です。

A 21. 通常使用している食材を備蓄として活用する方法と，通常献立に使える食材を備蓄する方法の2つの方法が考えられます。

◎備蓄食品のその他の活用方法

Q22. 賞味期限の近づいた一般的な備蓄食品を使用した通常献立を考えてみましょう。

アンケートを見ると，乾パンやアルファ化米を備蓄している施設が大多数なのよねぇ。

Q23. 災害時献立の立て方のコツといえるのはどちらでしょうか？

① 災害時には何を提供しようかを考える
② 災害時に提供できるものが何かを考える

これは簡単ね！

岡山県のみんなでつくる災害時の食生活支援ネットワークでは「食事ホッとカード」という献立集を作成しています。乾パンを使った乾パンがゆやポタージュスープ，アルファ化米を使った菜めし，簡単ちらしずし，焼きおにぎり，おじやなどの献立が掲載されていて，誰でも無料でダウンロードすることができます（p.92参照）。このような献立集を参考にして，一般的な備蓄食品を無駄なく使う工夫をしましょう。

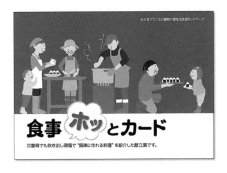

ただし，そうした工夫を行っても使い切れないことは起きてしまいますので，廃棄せずに有効活用する方法も考えておきましょう。産業廃棄物として処理するにしても費用がかかることも考慮します。例えば，子ども食堂，教会，福祉施設等へ直接，あるいはフードバンクを通じて寄付することにより，ホームレス，貧困家庭への支援にもつながります。

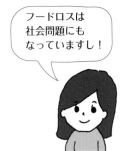

フードロスは社会問題にもなっていますし！

災害時の献立は，そのときに遭遇する状況を具体的にイメージしたうえで，「提供できるものは何か」を考えることが重要です。

そのためには訓練シナリオを作成し，状況ごとに何を確認すればよいのかをまとめたマニュアルを作ることをお勧めします。

シナリオに沿って
そのときどうするかを
考えていくのですね。

図上訓練シナリオ（建物の倒壊のおそれはないという想定）

フェーズ	シナリオ	遭遇する状況	確認事項
14：46の大地震発生直後〜3時間	ライフライン制限下での夕食提供	① 停電　「このときどうするか」を考える	・自家発電機につながっているコンセントの確認 ・エレベーターが使えない中での食事の運搬方法 ・照明の備蓄 ・換気扇が使えない中での調理場の換気の確保 ・空調が使えない中，調理員の暑さ・寒さへの対策 ・夕食に何を出すか（献立変更の準備，備蓄） ・必要なマンパワーを確保できるか（調理と運搬）
		② 都市ガスがストップ	・代替熱源の準備 ・献立変更の準備 ・加熱が不要な食品の備蓄 ・その献立に必要なマンパワーを確保できるか
		③ 水の供給とごみ収集はストップ　貯水槽の水と下水道は使える	・施設の発電機や空調は断水で使えなくなるタイプか ・ディスポ食器の種類と量 ・ラップやビニール袋の備蓄とそれをかぶせるマンパワー ・災害用トイレの備蓄 ・災害用トイレの使用シミュレーション ・使用済のディスポ食器と災害用トイレの保管場所
14：46の大地震発生後4〜9時間	災害時の職員体制と職員等への食事提供	④ 公共交通機関はストップ　徒歩や自家用車なら帰宅できる	・災害時の職員体制が決まっているか ・職員食の準備はしているか ・帰宅困難者への対応はどうするか
震災翌日	災害時の出勤体制と通信途断時の連絡	⑤ 電話・FAX・メールが不通	・災害時の出勤体制は決まっているか ・マンパワーが確保できない場合の食事提供（献立変更）

A 22.　「食事ホッとカード」のような献立集を活用するとよいでしょう。

A 23.　②：災害時の状況を具体的にイメージし，提供可能な献立を考えましょう。

●災害時の対応とマニュアルの作成

何もないところからマニュアルを作っていくことは大変難しいものです。次頁以降のフローチャートの「？」に対して，どのように対応すればよいかを考えていきましょう。

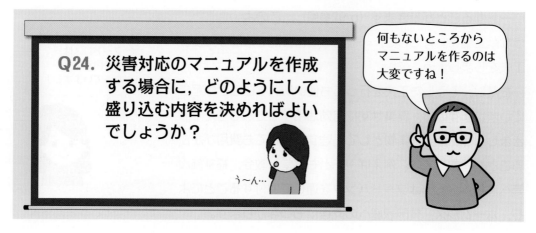

Q24. 災害対応のマニュアルを作成する場合に，どのようにして盛り込む内容を決めればよいでしょうか？

う〜ん…

何もないところから
マニュアルを作るのは
大変ですね！

◎停電への対応

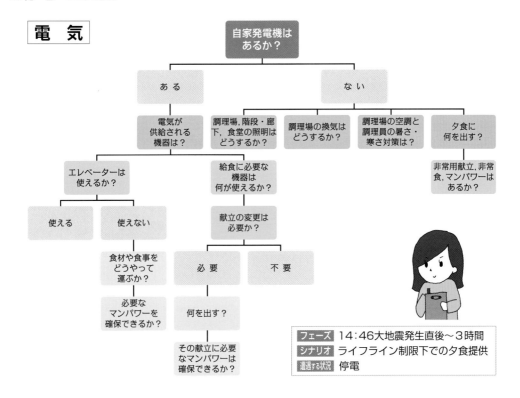

電　気

自家発電機は
あるか？

ある　　　　　　　　　　ない

電気が
供給される
機器は？

調理場，階段・廊
下，食堂の照明は
どうするか？

調理場の換気は
どうするか？

調理場の空調と
調理員の暑さ・
寒さ対策は？

夕食に
何を出す？

エレベーターは
使えるか？

給食に必要な
機器は
何が使えるか？

非常用献立，非常
食，マンパワーは
あるか？

使える　　　　使えない

献立の変更は
必要か？

食材や食事を
どうやって
運ぶか？

必　要　　　　不　要

必要な
マンパワーを
確保できるか？

何を出す？

その献立に必要
なマンパワーは
確保できるか？

フェーズ	14：46大地震発生直後〜3時間
シナリオ	ライフライン制限下での夕食提供
遭遇する状況	停電

　過去の震災では85％以上の病院でエレベーターが停止しました。半数以上の病院で復旧までに2日以上かかっています。その間，人力で食事配膳をする必要がありますが，必要なマンパワーは確保できるものなのでしょうか。

　別の階への移動には階段しか使えないため配膳車は使えません。給食缶のほかに食器も運ばなければなりません。食事の提供は運搬が大変ですので，そのための人員計画も立てておく必要があります。

　ある大学病院では，敷地内に住んでいる医学部や看護学部の学生を動員して対応することがマニュアルに書かれています。高層階まで1日に何度も食事を運ぶのは，病院内の様子をわかっている人たちでないとすぐには対応できないためです。

　一方，備蓄スペースを確保できるのであれば分散備蓄しておくのが一番確実だともいえます。例えば，別の大学病院では非常食の病棟配置を実践していますが，それは建物が17階建てで，バケツリレーのように階段に人が並ぶだけでも100人以上を要すことや，災害時に食事を運ぶための人員は確保できないことが経験上わかっていたからです。現在は，食料と飲料水を，職員用は各職場に3食分，患者用は栄養管理室に3日分備蓄しています。また病棟の特性に合った1食分の食料と飲料水を各病棟に保管しているそうです。

　「うちの施設には自家発電機があるから大丈夫」と考えがちですが，実は，普段とまったく同じように電気が使えるわけではありません。自家発電機から供給される電気が通っ

ているのは赤いコンセントのみで，すべてのコンセントではありません。この赤いコンセントが厨房にはいくつあるかを確認してみましょう。また，限定された電源から電気を得る場合，どの調理機器を優先的につなぐのがよいかも考えておかなければなりません。

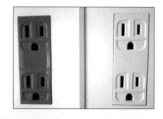

　まずは冷凍・冷蔵庫が最優先となるでしょう。冷凍・冷蔵庫の中身が傷まずに使えたら，これだけで何食分かをまかなうことができます。一種の備蓄庫といった位置づけです。

　あとはスチームコンベクションオーブン（略称：スチコン）があれば，たいていのものは作れるから便利です。意外と重要なのが食器消毒保管庫です。

スチーム コンベクション オーブン	・ご飯，かゆ，麺類，煮物，温野菜の調理に使う
温冷配膳車	・冷蔵・保温両方の保管庫として使う
食器消毒保管庫	・食器の衛生が保てなければ，出せる料理の幅が狭まる ・ディスポ食器の入手やごみ処理などの問題につながる

＊ディスポ食器：使い切り食器，使い捨て食器のこと。ディスポーザブル（disposable）は使い捨てできるの意。

　停電時には嚥下食の調理に欠かせないフードプロセッサー，ミキサーも使えなくなります。手作業か，手動・充電・電池式の機器を用意しましょう。人力での作業を可能とする人員計画も必要になります。

　では，自家発電機がない場合，調理場，階段・廊下，食堂の照明はどうなるでしょうか。写真は調理場の様子ですが，正午前の時間帯でも照明を消すととても暗いことがわかります。また，照明を使用しない調理，喫食・片付けを体験してみると，さまざまな問題点があることに気付きます。暗い中での切りものは危険なので，はさみを使った空中調理を取り入れれば，けがを防げるうえにまな板を洗わずに済むことを実感できるでしょう。

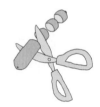

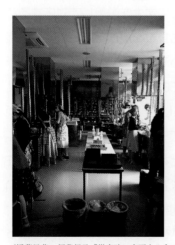

停電時の調理の問題点（日中の場合）

・日中でありながら手元がよく見えないので，包丁を使う時に慎重になりすぎて普段より多くの時間がかかってしまった（廊下側）。
・照明がない時の切りものはとても危険だと感じたので，包丁を使わない献立がよい（窓側）。
・暗がりだと調味料の見分けが難しい（窓側）。
・味がしっかりついているかをスープの色で確認したかったが，照明がないため味見するしかなかった（廊下側）。

停電時の喫食・片付けの問題点（日中の場合）

・暗いとスープの見た目があまりよくない。黄金色のスープという感じではない（廊下側）。
・器具やテーブルの汚れをウェットティッシュで拭く際，汚れに気付きにくく大変（廊下側）。

（橘莉里花，須藤紀子「災害時に直面する食の問題を疑似体験させることにより必要な備えに気付かせる教育プログラムの開発」日本健康学会誌，86（1），13-26，2020）

発災の時間帯にもよりますが，明かりは災害時に真っ先に必要となるものです。真っ暗で見えないと何もできないからです。両手が自由になるLEDのランタンとヘッドランプが便利です。東日本大震災の被災地では，食堂の照明として祭用提灯を利用した特別養護老人ホームもありました。

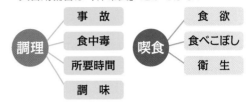

〈照明の大切さ〉
災害用備蓄は「非常食」だけではない

調理 ── 事　故／食中毒／所要時間／調　味

喫食 ── 食　欲／食べこぼし／衛　生

災害時に起こる事態を
体験によって具体的に知って備える

調理場は冷房をつけていても25～30℃になります。空調を止めて調理実習をしたところ，「今日は最高気温20℃にもかかわらず調理室は少し暑く感じたので，夏は大変だと思う」という感想が聞かれました。

東日本大震災時の被災地の給食施設ではオーバーを着込みながらおにぎりを握っている姿もみられました。調理員の健康が維持できなければ，給食を提供し続けることはできませんから，停電時の暑さ・寒さ対策は大切です。

◎熱源がない場合の対応

電気やガスなどの熱源がない場合，調理不要でそのまま食べられるパンの缶詰などは大変便利です。しかし，高齢者に缶のまま渡しても，指の力が弱く，プルトップのフタを自分で開けることができないこともあります。パンを無駄にしないように包み紙からうまく剥がすことが困難なこともあります。1口大にカットして，飲み物とともに提供しないとむせて食べられないこともあります。こうした対応にどれくらいのマンパワーを要するのかもマニュアルに書いておきましょう。

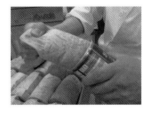

電気はライフラインの中で復旧が早いといわれています（p.36参照）。阪神・淡路大震災の被災地の病院をみても，80％が

表　予測されるライフライン復旧までの期間（再掲）

	首都直下地震	南海トラフ巨大地震
電　力	1週間	数日～2週間
通　信	2週間	数日～4週間
ガ　ス	4～8週間	2～6週間
上水道	8週間以上	4～8週間
下水道	8週間以上	数日～5週間

当日中に復旧し，72時間以内にすべての病院で復旧が完了しました。重要施設である病院や学校は優先的に復旧してもらえることは事実です。しかしながら，今後発生が予想されている大規模地震災害では，最長2週間の停電が想定されています。

阪神・淡路大震災では，16.1％の病院で自家発電機が途中停止し，その原因の半数が燃料切れでした。消防法の定めにより，また燃料自体の劣化の問題もあり大量に備蓄することはできませんが，72時間分の備蓄は必要だと考えられます。一般的な自家発電機の

燃料は重油か軽油です。自施設の自家発電機がどちらのタイプかを確認し，すぐに追加発注できるように備えましょう。

　また，阪神・淡路大震災では，自家発電機が途中停止した原因の14％は断水でした。冷却水が必要なタイプの発電機は断水によって停止します。ちなみに，故障や設備異常が原因の停止は13％でした。自家発電機だけでなく，熱媒体として水が必要な冷房・暖房機器も使えなくなるので注意が必要です

　2015年の「平成27年9月関東・東北豪雨」で被災した例では，ある市役所は1階屋外に発電機を設置していたため水没して使えなくなりましたが，同じ市内にある病院では2階に設置していたため無事でした。点検のみならず，設置場所や普段からの使用法の訓練が重要です。

　ところで，自家発電機があれば一瞬も停電しなくて済むわけではありません。作動するまでの数分間はUPS（無停電電源装置：電力を蓄積する装置を内蔵）に切り替わります。スチコンのような比較的単純な機器であれば電源が切れても入れ直せば済みますが，マイコン制御の炊飯器の場合，数分でも中断されると炊けなくなってしまいます。東日本大震災の計画停電のときは，停電予定の時間帯にかぶらないように調理開始時刻を調整する必要があり，大変苦労したという話も聞かれました。

◎ガスによる発電

　テレビCMでも見かけることのあるガスコージェネレーションシステムは，ガスから電気を作る方法です。そもそも都市ガスも災害時には途絶してしまうのではないかと疑問に思うかもしれませんが，引き込みに「中圧ガス導管」を使用すると，道路や橋が崩壊してもガス漏れしないため，途絶率は阪神・淡路大震災のときもほんの数％でした。しかしながら，中圧ガス導管の設置は利用者によるコントロールできないため，現時点ではプロパンガスによるガスコージェネレーションシステムが最も災害に強いと考えられています。

〈被災時の電気・ガスの主な入手方法〉

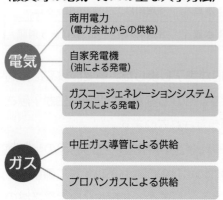

施設にガスコージェネレーションシステムを設置すると，発電時の廃熱を冷房，冷水，暖房，温水給湯，蒸気などに利用することもできます。

　病院はたいてい自家発電機を設置していますが，災害時に一番困るのは自家発電機のない高齢者施設で，ライフラインが途絶すると施設での生活ができなくなってしまいます。また高齢者は他施設へ移動するのも困難です。東日本大震災の福島県では，地震・津波

被害から生き延びたにもかかわらず，病院や他施設等への移動中に多くの高齢者が亡くなりました。ライフラインが確保できれば避難する必要もなくなりますので，数百万円かかるガスコージェネレーションシステムの導入は，高額ではありますが，高齢者の命を守る投資ともいえるでしょう。

　調理だけできないということであれば，作れるところに作ってもらうという手もあります。岡山県備北保健所管内では，災害時給食施設相互支援ネットワークが構築されており，支援可能な近隣の給食施設から食事を作って運んでもらうことができるようになっています。原則として，食材料と食器にかかる費用は被災施設の負担，光熱費と人件費等は支援施設の負担で，食事の運搬は支援施設が行うことになっています。

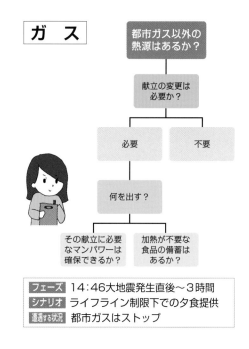

◎断水への対応とトイレやごみの問題

　被災により断水することは容易に考えられます。貯水槽が倒壊していなければ，貯水槽の水は使用できますが，供給がないため節水しなくてはなりません。

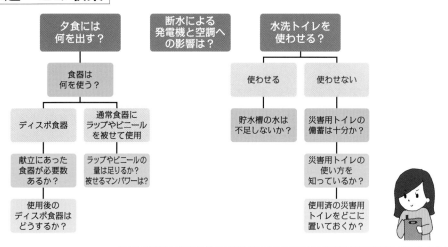

「パッククッキング」という水を節約できる調理方法があるので覚えておくとよいでしょう。パッククッキングとは，耐熱性ポリ袋に食材を入れ湯せんにかける調理方法で，水だけでなく時短調理により燃料の節約もできます。

調理等を行う際には清潔を心がけなければなりませんが，水が使えない場合には，ウェットティッシュやアルコール消毒液を使って手指をきれいにします。食中毒防止のために使い捨ての手袋をつけて調理を行うことも少なくありません。

手袋をつけた調理の問題点
・袋を結ぶのが難しかった。
・玉ねぎの皮をむくのはとても難しい。
・千切りは手袋を切り落としてしまいそうで，はらはらした。
・ラップをかぶせるのが難しかった。

節水時調理の問題点
・クッキングシートがずれたりすべったりする。
・引き切りすると，シートも切れる。

（橘莉里花，須藤紀子「災害時に直面する食の問題を疑似体験させることにより必要な備えに気付かせる教育プログラムの開発」日本健康学会誌，86(1)，13-26，2020）

また，断水で困るのがトイレの問題です。水洗トイレを使用禁止にする場合，災害用トイレが必要になります。組み立て式のものなどいろいろな種類が販売されていますが，普段使用しているトイレの便器に処理袋（便袋）をかぶせるタイプ（簡易トイレ）が使いやすいでしょう。

便器の底に水が溜まっている場合には，ビニール袋等を敷いた上にセットしないと便袋の底が濡れてしまい，口を縛ってごみ袋に捨てる際に床が汚れてしまいます（受けネット

〈パッククッキングのメリット〉

個別調理が同時に可能！

湯せんの水を繰り返し使える！

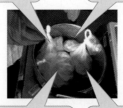

ポリ袋の中でつぶしたり混ぜたりでき，袋から直接食べれば食器が汚れない！

真空調理だから短時間でできてガスの節約に！

〈水がない場合の調理前の手洗い〉

 ① ウェットティッシュで手指をていねいに拭く

 ② アルコール消毒液を手指にすり込む

 ③ 使い捨て手袋をつける

 ④ アルコール消毒液を手袋全体にかける

（日本家政学会東日本大震災生活研究プロジェクト編『炊き出し衛生マニュアル』日本家政学会，p.9，2014）

水を使わない手洗いや，手袋をつけての調理などを平常時に体験しておくことはとても大切です。

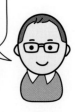

がセットされている商品もあります）。口を縛る白いひもが付いていないタイプの場合は，自分で袋の口をねじって結ぶ必要があります。

糖尿病などで服薬していると凝固剤が固まりにくいことがあるので，そういった場合は吸水シートタイプを選ぶとよいでしょう。黒い便袋に凝固剤をふりかけるタイプだと排泄物の色が見えません。病状管理のために尿の色や出血の有無を確認する必要がある場合は，薄い色の便袋か，白い吸水シートタイプがよいでしょう。

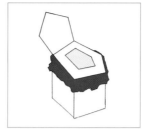
災害用組み立て式トイレ

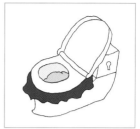
災害用セット式簡易トイレ

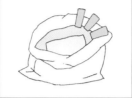
吸水シートの使用後の様子

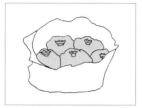
ひもあり便袋の使用後の様子

女性で1日に5〜10回トイレに行くといわれていますので，排泄物の袋はすぐにいっぱいになります。この袋を誰がどこに持っていくのかを決めておく必要があります。ちなみに，被災生活訓練で，男性23人，女性4人が災害用トイレを使用した場合，17：10〜翌日13：00までの間の排泄物の量は男性12kg，女性4.5kgという結果でした。

東日本大震災被災者の経験談によると，苦痛だったのは汚物や生ごみの臭いだったそうです。この苦痛を大幅に軽減してくれたのは消臭おむつビニール袋でした。高価なため，臭いが漏れやすい生ごみなどに主に使用したそうです。

災害時の調理は紙ごみやプラスチックごみが多く，生ごみは平常時よりも少ないですが，給食施設のように大量に出る場合は，ごみ収集が再開するまでの保管場所についても検討しておきましょう。屋外に保管する場合は虫やカラス対策も欠かせません。

断水時の片付けでの問題点
・片付けをすべて拭く方法で行わなければならなかった。
・水で流してしまうほうが楽だと思った。
・片付けの際に水道を使いたいと思うことが多かった。

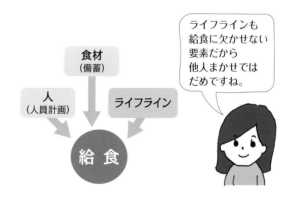

ライフラインも給食に欠かせない要素だから他人まかせではだめですね。

◎職員や帰宅困難者への対応

災害時は施設管理の担当者が負傷したり，出勤できずに対応できないこともあるので，栄養士もライフラインに関心をもっておく必要があります。

何時間も歩けば帰れるという状況の中，職員を帰らせたら，翌朝は出勤してもらえない

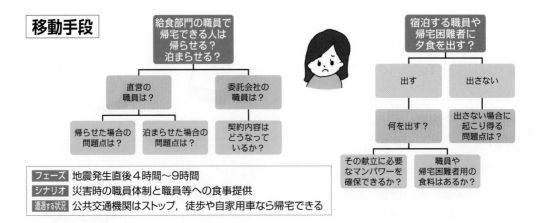

フェーズ	地震発生直後4時間～9時間
シナリオ	災害時の職員体制と職員等への食事提供
遭遇する状況	公共交通機関はストップ，徒歩や自家用車なら帰宅できる

かもしれません。しかし泊まらせたら，職員の分の水や食料，災害用トイレも必要になります。そもそも泊まるための寝具の備蓄はあるのでしょうか。委託職員用の備蓄については契約書に盛り込んでおきましょう。

病院には入院患者のほかに外来患者もいます。高齢者施設にはお見舞いに来た家族もいるでしょう。彼らが帰れなくなった場合，どのように対応すればよいでしょうか。

東日本大震災被災地のある病院では，入院患者以外には食事を提供しないと決めざるを得なかったため，配膳時にはカートに布をかけて，帰宅困難者や避難してきた近隣住民にわからないように注意して運んだそうです。災害時の極限状態の中，暴動が起こらないよう慎重な配慮が求められていたことがわかります。

◎通信麻痺への対応

阪神・淡路大震災当日，芦屋市の病院における栄養士の参集率は約60％でした。担当者がいなくても食事提供が行えるように，誰が見てもわかる手順書を作成しておきます。備蓄食品の何と何を組み合わせて提供するのか，1人分の量はどれくらいで，それぞれどの食器を使うのか，写真付きで示してあるとよいでしょう。例えば，「まぐろフレーク缶は1缶を半分に分け，ディスポ食器の平皿に盛りつけて配膳」などです。

発災時に施設にいなかった職員が，公共交通機関がストップしている中，歩いてでも出勤すべきかどうかを職場に確認するために電話をかけたり，逆に，人手不足の職場が出勤要請のために電話をかけたりすれば，電話回線はますます混雑しつながりにくくなってしまいます。災害時の出勤体制についてあらかじめ周知しておけば，連絡を取り合うことに時間

表　災害時の職員配備体制（例）

災害程度	配　備	対　応
震度4以下	通常通りの職員	調理室内，機器類を点検し，被害状況を把握。被害が発生した場合，事務部門に報告する。
震度5弱	あらかじめ予定した職員	
震度5強		
震度6以上	出勤可能な全職員	

＊連絡が不可能な場合は，各人の判断により自主集合とする。
＊施設の栄養士が到着するまでの間は，先に出勤した職員が被害状況を確認する。

（日本栄養士会「保育所における災害時対応マニュアル―給食編―」p.16，2014）

を浪費する必要もなくなります。

　電話・FAX・メールが不通のときの給食資材の発注も困難を極めます。やはり現物備蓄が有効でしょう。また，病院や高齢者施設で使用する特殊栄養食品は，受注生産が基本のため業者も在庫をもちません。災害が起きてから大量に入手しようと思っても難しいのが現状です。農林水産省の『要配慮者のための災害時に備えた食品ストックガイド』（2019）では，特殊栄養食品は平時から少なくとも2週間分の備蓄を推奨しています。

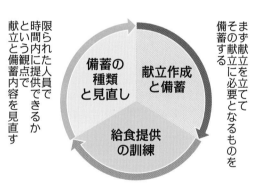

連絡手段

職員と連絡が取れない

出勤してこない職員がいる　災害時の出勤体制について決まっているか？

マンパワーが確保できない場合の食事提供は？

給食資材の発注はどうする？

フェーズ	震災翌日
シナリオ	災害時の出勤体制と通信寸断時の連絡・発注
遭遇する状況	電話・FAX・メールが不通

◎マニュアル作成のポイント

　マニュアルを作成するうえで大切なのは，「こういう状況で必要になるから，これを備蓄しておこう」というように具体的な想定に基づいて，何を（誰が）どのように行うのかを記すことです。単に「安否確認」とするだけではなく，安否確認の方法も書きましょう。また，実際にやってみて問題点がないかどうかを確認し，献立の見直しなど必要に応じて改善していくことです。

　マニュアルが完成したら災害時を想定した食の提供訓練を行います。備蓄食品を実際に利用者に食べてもらい，それが利用者に合ったものであるかを検証して，備蓄の見直しにつなげます。図のように備蓄と訓練のサイクルを行うことで，マニュアルの不備を見つけることができます。

備蓄の種類と見直し　献立作成と備蓄　給食提供の訓練

まず献立を立てて備蓄する　その献立に必要となるものを

限られた人員で時間内に提供できるか

献立と備蓄という観点で提供内容を見直す

　食の提供訓練では，災害時を想定した調理法で食べてもらいます。温めなくても食べられる食品は常温で提供してみます。また，災害時に使用する予定の紙皿などの食器で幼児や高齢者がきちんと食べられるかを確認しましょう。

A 24. 以上のように，電気，ガス，上下水道，ごみ処理，連絡手段といったライフラインが制限された中での対応を具体的にイメージしつつ，状況ごとの確認事項をピックアップしていきましょう。行政や災害支援を行っている組織が公開している災害対応マニュアルを参考にすることも重要です。

〈施設における災害対策マニュアル作成のポイント〉

マニュアルには
やること＋方法
も書く

過去の被災地で問題となった状況は
繰り返される

被災施設の経験から学び，想定できる
ことへの対応方法を用意しておく

平常時に
準備しておくべき
こと・もの
が見えてくる

リスクを
具体的
に想定する

自施設業務の被害をイメージする

地域のハザードマップを活用する

篭城の**準備**が
入居者を**守る**

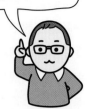

訓練では，徹底的に
災害時と同じ状況を
作り出すことが
重要です。

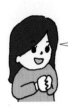

具体的な想定なしに
「やること」だけを
書いたマニュアルは
卒業ね！

● 災害時に利用できるものの洗い出し
　⇨備蓄，在庫，自販機，薬剤部，協定 etc.
● 災害時献立の作成
　⇨足りないものは何か
● 食事提供の訓練
　⇨災害時の調理法，食器での提供
● マニュアル，災害時献立の見直し
　⇨必要な人員や時間，備蓄品 etc.

　病気を抱えていても入院せずに，服薬や通院しながら地域で生活している方はたくさんいらっしゃいます。糖尿病や透析の患者さんは避難所でどのような食支援を受けることができるのでしょうか。

　次章では，避難所や在宅で避難生活をしている被災者の食を支援するJDA-DATの活動についてみていきます。

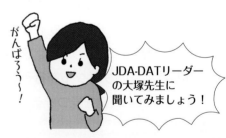

がんばろう〜！

JDA-DATリーダー
の大塚先生に
聞いてみましょう！

参考文献
・福田幾夫，鵜飼卓，池内淳子編「災害に強い病院であるために―被災者であり救援者でもある病院―」
　医薬ジャーナル社，2015
・今泉マユ子『災害時に役立つ　かんたん時短，「即食」レシピ　もしもごはん』清流出版，2016

給食施設における新型感染症への対策
～2009年の新型インフルエンザと2020年の新型コロナウイルス感染症への対応から～

　給食施設においては，自然災害だけでなく，新型感染症の流行にも備えておく必要があります。2020年の新型コロナウイルス感染症（以下，新型コロナ）の世界的流行（パンデミック）では，医療機関や高齢者施設において集団感染がみられ，多くの感染者が発生しました。給食を介して感染が広がらないように（感染予防），また給食を継続できるように（業務継続），新型感染症に特化したガイドラインが必要となります。下図は2009年の新型インフルエンザ流行発生宣言を受けて，全国の災害拠点病院の栄養・給食部門を対象に実施した全国調査の結果です。発熱外来の設置や入院患者への面会制限などについて書かれた病院全体のガイドラインは65%の病院で策定されていたものの，栄養・給食部門の対応についても書かれていた施設は43%でした。2020年の新型コロナでは，2009年の新型インフルエンザではみられなかった緊急事態宣言や外出自粛が行われ，マンパワー，食材，消耗品の確保にも影響がみられました。

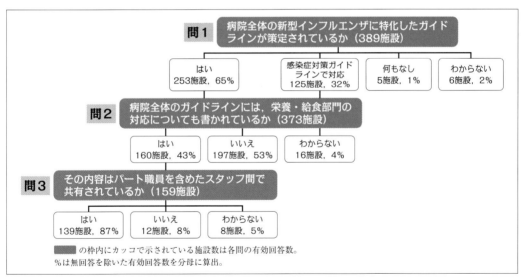

図1　新型インフルエンザに対応するためのガイドラインについて
（須藤紀子ほか「災害拠点病院の栄養・給食部門における新型インフルエンザ対策に関する全国調査」栄養学雑誌, 68(5), 328-334, 2010）

　給食スタッフの感染を予防することは，マンパワーの確保だけでなく，自身が感染源とならないためにも重要です。感染予防教育として，「手指衛生の徹底」（100%）や「マスク着用」（98%），「情報提供」（94%），「セルフヘルスチェック」（84%）は，新型インフルエンザのときから広く実施されていましたが，新型コロナ対策では，飛沫防止のパーテーションや換気，スタッフ同士の間隔を空けて調理するなど，より多くの対応が求められ

ました。給食はテレワークができない業種であるため，通勤時の人との接触を避け，感染機会を減らすために，「時差出勤や隔日勤務の導入」や「公共交通機関以外による通勤の推進」といった働き方の見直しも施設全体で考える必要があります。

　新型コロナでは，一斉休校となったため，子どものいるスタッフが出勤できなくなるといった問題も生じました。2009年の新型インフルエンザのときも，「欠勤の可能性が高い給食スタッフの把握」までは55％の病院で実施されていたものの，実際に「欠員がでた場合の要員確保の準備」や「食事提供方法や献立内容の変更準備」まで実施していた病院は3割前後にとどまっていました。欠かせない重要業務に対応できる人員を複数人確保しておくための教育（クロストレーニング）や，少ない人員や他部署のスタッフでも提供できる献立に変更するなどの対応も求められます。

　市中のスーパーでは，乾麺やパスタソース，ホットケーキミックスなど，日持ちし，調理が簡単な食材が品薄となりました。調理の際に着用するマスクはもとより，キッチンペーパーなどの紙製品や消毒用アルコールも欠品となりました。備蓄は感染症対策としても

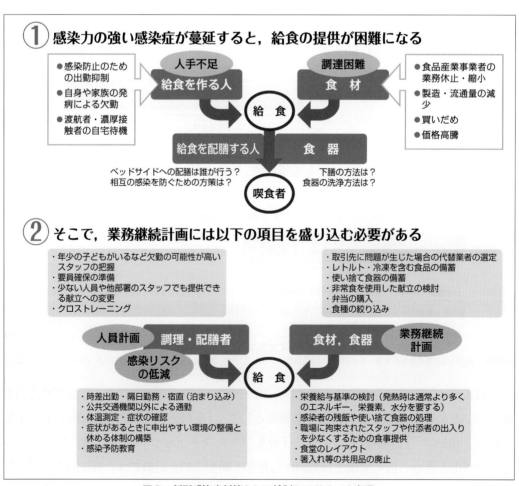

図2　新型感染症対策として検討しておくべき事項

重要であることがわかります。「備蓄食品を使用した献立の検討」は2009年の新型インフルエンザ流行時にも半数以上の病院で実施されていました。新型コロナの場合，感染者の食器を他の患者と分ける必要はなく，中性洗剤による洗浄に加え，80℃ 5分以上の熱水による消毒を行った後，ビニール手袋を着用すれば，洗浄時の感染を防ぐことができますが，下膳時の感染リスクを低減するために，使い捨て食器を使用した施設もみられました。使い捨て食器の導入は，洗浄に必要な人員の削減にもつながります。

参考文献
・須藤紀子ほか「災害拠点病院の栄養・給食部門における新型インフルエンザ対策に関する全国調査」栄養学雑誌，68（5），328-334，2010）
・厚生労働省，診療の手引き検討委員会「令和2年度厚生労働行政推進調査事業費補助金　新興・再興感染症及び予防接種政策推進研究事業　一類感染症等の患者発生時に備えた臨床的対応に関する研究」．『新型コロナウイルス感染症（COVID-19）診療の手引き・第3版』2020
・日本栄養士会医療事業推進委員会「新型コロナウイルス感染症にかかる給食管理業務および臨床栄養業務における対応について」2020

第4章
災害時の食支援
―JDA-DAT編―

　第2章でJDA-DATについて簡単に触れましたが，本章では，JDA-DATの災害支援の経験に基づいた食・栄養支援の実際やその課題についてみていきます。

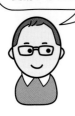

茶子さんはJDA-DATとして被災地支援を行うための研修を受講することになりました。

JDA-DATとして，災害時の栄養問題解決のためのサポートをしていきたいです！

よろしくお願いします！

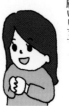

●JDA-DATとは

　JDA-DATとは，The Japan Dietetic Association-Disaster Assistance Teamの略で，日本栄養士会災害支援チームのことです。主に災害急性期・亜急性期の支援活動を基本としていますが，災害規模やその時々の状況に応じて長期支援も行います。また平時の地域災害対策活動，防災活動などに協力しています。

　ではさっそく，災害時の食・栄養支援について学んでいきましょう。

●災害時の食・栄養支援

Q25. 災害のどのステージで食・栄養の支援が必要なのでしょうか？

① 予防・準備期
② 超急性期～急性期
③ 亜急性期
④ 慢性期
⑤ 復旧・復興期

ステージごとの特徴を考えてみましょう。

「予防・準備期」「応急期」「復旧・復興期」のように大きく3つに分けることもできます。

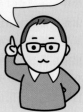

〈一般的な災害ステージと食・栄養の課題〉

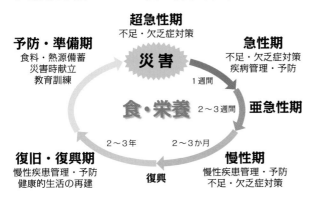

あらためまして，JDA-DATの大塚です。まずは災害ステージと食支援のおさらいからはじめたいと思います。

　生きいていくための基本は「水とエネルギーを確保すること」，そして「食べること」です。そのため，発災直後から避難者，支援者ともに迅速な対応が求められます。

　災害時の保健医療活動に関わる法律としては災害対策基本法，災害救助法，被災者生活再建支援法があり（p.22参照），それぞれ計画，対応，復興という視点から被災者の支援を行うことになっていますが，災害をサイクルとして考えると，超急性期〜急性期，亜急性期，慢性期，復旧・復興期，予防・準備期と大きく5つのステージに分けることができます。

　災害時にはすべてのステージで食・栄養に関連した問題・課題が生じます。災害初期には栄養不足・欠乏の問題，慢性期以降は摂取過剰による健康悪化や慢性疾患の管理が問題となります。いざというときに備え，予防・準備期には備蓄，災害時用の献立作成，電気・ガス・水道等のライフラインがストップした状況下でのシミュレーション訓練など，文字通り災害に対して準備することが重要です。

A 25.　①〜⑤：すべてのステージで食・栄養の支援が必要です。

◎災害に備えた備蓄品や献立の確認

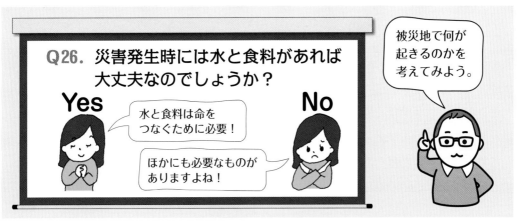

災害初期はライフラインが使えないため，加熱調理・水・食器や食具が不要な食品があると便利です。その後も，水を節約するためにディスポ食器の使用，ラップを敷いて食器を使うなど，再利用するためにもこれらの備蓄が必要となります。

災害時に熱源は重要であり，ガス器具を使って調理ができた避難所では，いろいろな支援物資を活用でき，バランスのとれた食事提供ができたことがわかっています。なるべく早くガスを復旧させ調理ができる環境を整えることが大切となります。

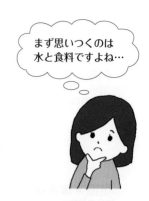

まず思いつくのは水と食料ですよね…

A 26. "No"：食器や食具，加熱器具，衛生用品，簡易トイレ等も必要です。

調理に必要な水の量や，熱源，調理器具，喫食に必要な食器や食具は災害時の献立によるので，献立作成は重要です。備蓄する食品選びのポイントは次のとおりです。

〈ライフライン寸断時の必要備品例〉

そのまま食べられる食品

使い切りの食器

ラップ

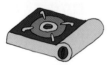
ガス等の熱源の確保

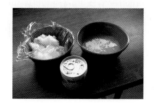

〈食品選びのポイント〉
● 長期保存に耐えるもの
● 調理に手間がかからないもの
● 持ち運びに便利なもの
● 必要最低限のエネルギーや栄養素が確保できるもの
● 入所者それぞれの特徴に見合ったもの
● ごみが少ないもの（レトルトのようなものだとごみの減量に役立つ）
● 食べ慣れたもの

被災地は断水等により衛生状態が悪く，食中毒，ノロウイルス等の感染性胃腸炎，風邪，インフルエンザ等が起こりやすい点にも注意が必要です。食品以外の衛生用品（ウェットティッシュ，消毒用アルコール，使い捨て手袋など）の備えも必要となります。

また，食べた食事は必ず排泄されるため，食事と排泄はセットで考える必要があります。災害時にトイレが使えず排泄できないと，食べることも飲むことも拒絶する場合があることがわかっています。

これらは防災担当者と連携して進めることが望ましいです。

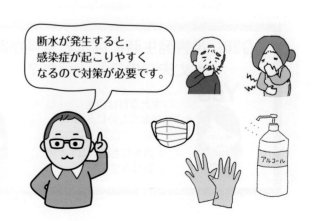

断水が発生すると，感染症が起こりやすくなるので対策が必要です。

●災害初期（発災〜亜急性期）の食支援と課題

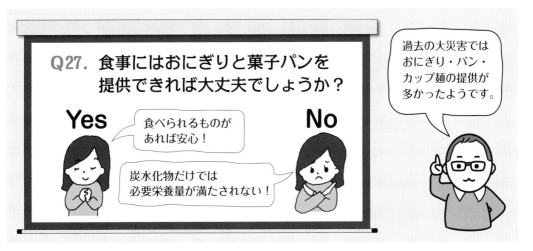

被災による極度のストレス環境や慣れない避難所での生活では，血圧は急激に上がり，血糖値が悪化します。栄養の偏った食事が続くと，これらの健康障害をさらに悪化させます。平時に健康であった人でも循環器疾患発症リスクが上昇することがわかっています。実際に東日本大震災では，1か月後に脳血管疾患等の発症が増えました。

急速に健康状態が悪化する災害時こそ，栄養管理がとても大切です。医療ニーズが増える災害時に新たな患者を増やさないという意味でも，栄養管理の位置づけは大きいと考えられます。

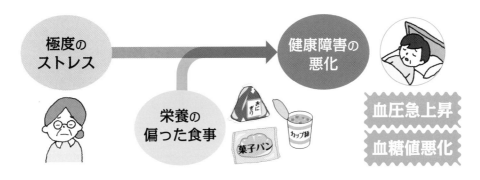

◎栄養不足と過剰摂取

災害から助かった命をつなぐためには，毎日の食事の量だけではなく質も考える必要があります。

発災直後はさまざまな理由から食環境も悪く，食事量の不足，栄養の不足といった状態が続きます。しかし，時間が経ち，支援物資の量が増加・安定してくると，過剰摂取等による健康悪化がみられるようになります。提供される食料に食塩の多い缶詰，レトルト食品，カップ麺などが多

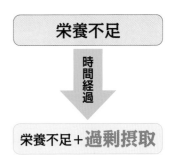

〈避難所における弁当提供の有無と提供栄養量〉

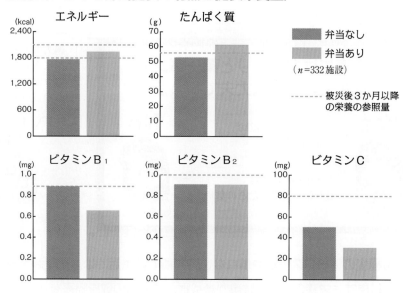

東日本大震災「宮城県全域避難所における食事供給調査」（発災18〜34日後）

（三原麻実子，原田萌香，岡純，笠岡(坪山)宜代「東日本大震災における弁当および炊き出しの提供と
エネルギー・栄養素提供量の関連について」日本公衆衛生雑誌，66(10)，629-637，2019）

いため注意が必要です。

　例えば，災害時に出される弁当のおか
ずは揚げ物が中心のことが多く，栄養面
では限界があり，ビタミンB₁とビタミ
ンCが不十分であることがわかっていま
す（上図参照）。またお菓子の食べすぎも
災害のたびに問題となっています。被災
者自身が食べる量をコントロールできれ
ば，同じ避難所にいても血糖値の悪化を
抑えられ，健康障害を防げることが報告
されています。

〈阪神・淡路大震災における
糖尿病患者HbA1cの変化〉

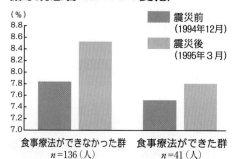

（切塚敬治ほか「阪神大震災時における糖尿病患者の血糖
コントロール悪化について」糖尿病，39，655-658，1996）

A 27.　"No"：栄養の偏った食事が続くことは疾病の発症・悪化につながります。

◎避難所における食事の量と質

> **Q28.** 避難所の食事の量が足りない場合，どうすればよいのでしょうか？
>
> ① 1人あたりの食事量を減らす
> ② 避難所の規模を大きくしすぎない
> ③ 栄養士として分配方法を考える

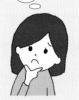

支援物資や備蓄が足りなければ，食事量が不足してしまうわね…

　大規模な避難所は，ガスが使用できず，調理を行えないことも多く，また同じ食品を揃えにくいことから，食事の量が少なくなってしまいます。避難所あたりの避難者数を多くしすぎないこと，ブロック単位で分けて別々に対応するなどの工夫が望まれます。

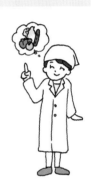

　そうした対応が不可能な場合の解決策として，①管理栄養士・栄養士等の専門職が食料分配をする，②被災者同士で調理班をつくり食事を交代で担当する，などが有効でした。

> **Q29.** 食事の内容（質，栄養バランス）が悪いとき，何をすればよいのでしょうか？
>
> ① 支援物資を依頼する
> ② 炊き出しを行う
> ③ ガス等のライフラインの確保
> ④ おかずを1品増やす
>
>

災害時に食事の質を改善する方法は，いくつもの研究で報告されています。

　食事内容を改善するには，電気・ガスなどお湯を沸かせるライフラインを確保して，調理環境をつくりたいところです。それが不可能な場合は，①近くの施設と共同で食事をつくったり，共同で食品を管理する，②外部からの支援（自衛隊や給食センター）を活用する，などが有効でした。炊き出しを行うことで，主菜，副菜，果物の提供が増えるという報告もあります。

　災害時は，食べやすさや食事による安らぎを求めて，温かい食事や汁物のニーズが高ま

ります。電気やガスが使えるとお湯を沸かすことができ，温かい食事を食べることができます。加熱調理ができる避難所では栄養バランスがよいという研究報告もなされており，ライフラインの早期復旧が食事の質の向上につながります。

〈避難所の炊き出し回数と食事提供状況〉

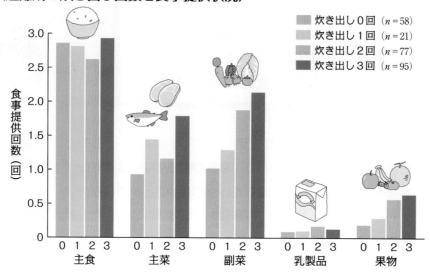

（原田萌香，瀧沢あす香，岡純，笠岡(坪山)宜代「東日本大震災の避難所における食事提供体制と食事内容に関する研究」日本公衆衛生雑誌，64(9)，547-555，2017）

〈避難所の栄養バランスにおけるライフラインの影響〉

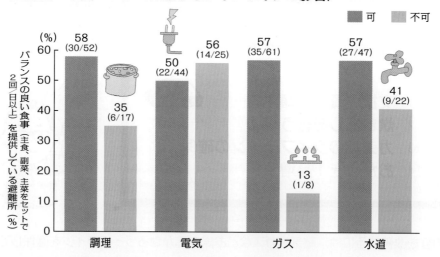

（Nobuyo Tsuboyama-Kasaoka, Yuko Hoshi, Kazue Onodera, *et al.*: What factors were important for dietary improvement in emergency shelters after the Great East Japan Earthquake?, *Asia Pacific J Clinical Nutr.* 23(1), 159-66, 2014.）

A 28. ②・③：避難者数を抑えられない状況では，専門職が食事量のコントロールに関与することが有効な対策だといえます。

A 29. ①〜④：支援依頼，炊き出し，ライフラインの確保，おかずの増量のいずれもが食事の質の向上につながります。

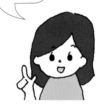
食料のこと，献立のことばかり考えがちでした。
ライフラインを復旧させることも大切ですね。

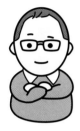
そうですね。
では，次は具体的に注意すべき
栄養・健康問題をみていきましょう。

●水分，エネルギー，栄養素と健康

> **Q30.** 災害初期（発災から72時間以内）に最も重要なのは次のうちどれでしょうか？
>
>
> 災害初期なのだからきっとあれですね！
>
> ① ミネラルを摂る
> ② ビタミンを摂る
> ③ 水分とエネルギーを摂る
> ④ たんぱく質を摂る

　災害直後から避難所に支援物資が届くまでの間は，最低限の水分とエネルギー（カロリー）を摂取し，生き抜くことが重要な時期です。

　特に水分には注意が必要で，給水制限，食事（食品に含まれる水分）摂取量の減少，環境（トイレが汚くて行きたくない→水を飲むとトイレが近くなる）等の要因により，摂取量が減少しがちです。水分の摂取不足は，脱水症，便秘，心血管疾患，深部静脈血栓症／肺塞栓症（エコノミークラス症候群）といった健康障害リスクとなります。災害時はより積極的な水分摂取が望まれます。

　食事については，災害直後は量が不足し，その後は質に偏りが生じます。特に災害初期には，栄養不足・欠乏症が起こらないよう対策する必要があります。1995年の阪神・

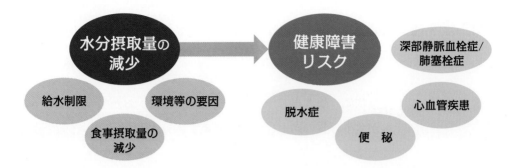

淡路大震災において，食事はおにぎり，パン，カップ麺など炭水化物が中心で，野菜など
の生鮮食品が不足してしまったにもかかわらず，後の新潟県中越地震（2004年），東日本
大震災（2011年），その後の災害でも同じ問題が生じ，災害対策の課題となっています。
　緑黄色野菜や魚介類が不足気味の避難所で，風邪・インフルエンザを発症する人や，体
調不良，ストレスなどを訴える人が増えることが報告されており，おかずを増やすことが
重要となっています。

〈東日本大震災における避難所での食事の過不足〉

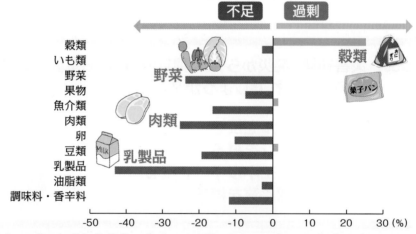

（Nobuyo Tsuboyama-Kasaoka, Yuko Hoshi, Kazue Onodera, *et al.*: What factors were important for dietary improvement
in emergency shelters after the Great East Japan Earthquake?, *Asia Pacific J Clinical Nutr.* 23（1），159-66, 2014.）

A 30. ③：発災直後は生命活動維持のための水分とエネルギーの摂取が重要です。

Q31. 少し時間が経ってからの支援食料が十分に届くようになった時期では，どのようなことに注意をすればよいのでしょうか？

① 配布された食事はすべて食べる
② 食べる量をコントロールする
③ エネルギー不足に注意する
④ 糖分の入った飲料を積極的にとる

食料が届くようになってからの注意点は…？

支援物資が届くようになってくると，命をつなぐための「しっかり食べる」ではなく，高血圧・高血糖ほか慢性疾患等を防ぐために「食べる量をコントロールする」ことに注意点が変化してきます。災害のステージによっては，気をつけるポイントが逆戻りする場合もあります。

自然災害の多い日本では，他国にはない避難所における栄養基準が設けられています。

表　避難所における食事提供の計画・評価のために当面の目標とする栄養の参照量（再掲）

（1歳以上，1人1日あたり）

エネルギー	2,000 kcal
たんぱく質	55 g
ビタミンB$_1$	1.1 mg
ビタミンB$_2$	1.2 mg
ビタミンC	100 mg

エネルギー，たんぱく質，ビタミンB$_1$，ビタミンB$_2$，ビタミンCの5種類の栄養素等について，被災後の摂取目標量（参照量）が厚生労働省より公表されており，避難所での食事提供を行う際の計画や，平常時の食料備蓄の目安としても活用できる指標となっています（詳しくはp.25参照）。

身体をつくり，動かすエネルギーやたんぱく質は健康の維持に必要不可欠です。また，水溶性ビタミンは体内のストックが少なく，比較的短期間で欠乏症状が出やすい栄養素なので積極的に摂らなければなりません。特に，ビタミンB群は体内で炭水化物を代謝するために重要な役割を果たす栄養素で，炭水化物が中心となる災害時の食事において必須といえます。

災害時にしっかり食べられないと体調を崩してしまう人も多そう…

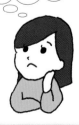

A 31. ②：食べる量をコントロールし，栄養管理に気をつけなければなりません。

●避難生活における健康問題

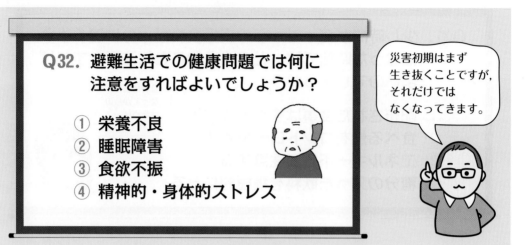

　避難生活を送っていると，精神的・身体的に不安定となり，食欲が減退して栄養不良が
生じます。精神的・身体的ストレスにより，抑うつ・不安状態，睡眠障害，アルコールや
たばこ使用の増加が生じ，風邪，便秘，下痢，口の中があれるなどの症状も多くみられる
ようになります。また血糖や血圧の悪化もみられるようになります。

　食欲がなくなり，食べられない方が多く出ますが，配給される食品が食べ慣れていな
い，あるいは冷たく硬いということが原因のひとつとなっています。

　これらを改善するには，温かい食事や汁物を提供することが有効だと考えられます。食
べやすくなるだけでなく，食事が楽しくなり，食へのニーズが高まっていくためです。

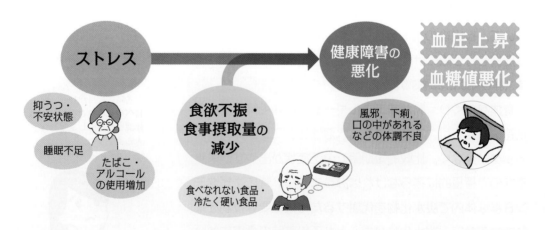

A 32.　①〜④：栄養不良，睡眠障害，食欲不振，ストレスのいずれに対しても注意
　　　　　　を向けなければなりません。

　国立健康・栄養研究所国際災害栄養研究室では「災害時の栄養ツール」を公開していま
す。一般向けのリーフレットとそれを説明するための専門職向けのエビデンス解説書がダ
ウンロードできるので活用しましょう。リーフレットは6か国語（英語・スペイン語・タガ
ログ語・韓国語・ベトナム語・中国語）に対応しています。

〈災害時の栄養情報ツール〉

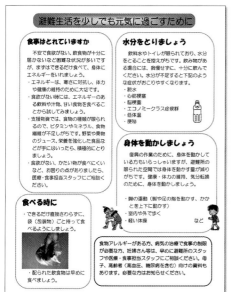

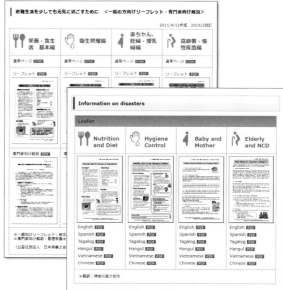

「栄養・食生活　基本編」一般向けリーフレット　　　　　各ツールの選択画面

（国際災害栄養研究室ホームページより）

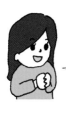
こんなに便利なツールが
あったのですね。
被災地支援の現場で
活用したいと思います！

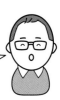
ぜひ活用してください。
研修お疲れさまでした。

●避難者支援の実際

　被災地へ赴き災害支援活動を行う際に，まず最初にしなければならない大切なことがあります。

茶子さんがJDA-DATのメンバーになってから1年。
大災害が発生し，JDA-DATに出動要請がありました。
はじめて被災地支援に向かう茶子さんです。

研修で学んだことをしっかり
実践したいです。
発災から1週間経つので被災された
方たちの健康状態が心配です。

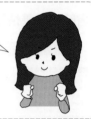

**Q33.　災害支援において真っ先に行う
べきことは何でしょうか？**

　① 緊急連絡先の確認
　② 避難者の安全の確保
　③ 避難者の特性の把握
　④ 自身の安全の確保
　⑤ 食料物資の場所および量の把握

茶子さん，とても
はりきっているけど
大丈夫かな？

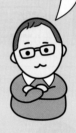

　避難者の置かれた状況，健康状態などはもちろん心配ですが，まずは自分自身の安全の確保を最優先にすることが重要です。決して無理はせず，自分の健康状態を管理した上で支援に従事する必要があります。使命感から無理をすると，かえって大きな問題を起こしてしまうかもしれません。被災地では短距離ランナーではなく長距離ランナーが求められるのです。

　安全を見極めたら，現場（支援先の避難所）の状況把握や引き継ぎ事項の確認などを行い，支援員としての役割を全うできるよう尽力します。避難者の食・栄養状態の確認は大切ですから，食事の様子の聞き取りなどを最初に行います。

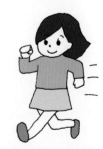

A 33.　④：真っ先に行わなければならないのは自分自身の安全の確保です。

◎要配慮者への食支援

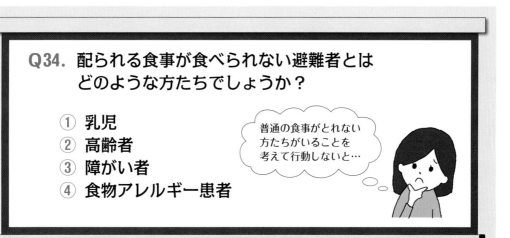

　東日本大震災では，３割以上の避難所に何らかの食支援が必要な避難者がいました。つまり，避難所全体の食事を改善するだけでなく，その中には普通の食事が食べられない避難者がいることを忘れてはなりません。

　特に，乳幼児，妊婦，授乳婦，嚥下困難な高齢者，食物アレルギー患者，疾病による食事制限が必要な病者（腎臓病，糖尿病，高血圧など）は災害時要配慮者（災害弱者）とも呼ばれ，できるだけ早めに食事の問題を解決する必要があります（p.32参照）。乳児は最優先で支援する必要があるため，日本栄養士会では，赤ちゃん防災プロジェクトを立ち上げ，液体ミルクの適切な使用方法などの普及に努めています。

　しかしながら，これらの災害時要配慮者が必要とする特殊栄養食品を備蓄している自治

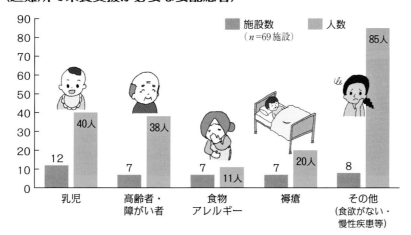

〈避難所で栄養支援が必要な要配慮者〉

（Nobuyo Tsuboyama-Kasaoka, Yuko Hoshi, Kazue Onodera, *et al.*: What factors were important for dietary improvement in emergency shelters after the Great East Japan Earthquake?, *Asia Pacific J Clinical Nutr.* 23(1), 159-66, 2014.）

体は多くありません。2018年の調査では，特殊栄養食品を備蓄している市区町村は全体の1/3程度でした。

　また，災害時の「食べる」問題では，高齢者の「飲み込めない」「噛めない」といった身体機能に関連したものが極めて多いという研究報告もあります。

表　自治体における特殊栄養食品の現物備蓄

(市町村全体，$n = 1,056$)

食品名	備蓄割合（％）
乳児用粉ミルク	35.3
アレルギー対応食	21.7
おかゆ	28.1

（日本公衆衛生協会「大規模災害時の栄養・食生活支援活動ガイドライン」2019 より抜粋）

〈災害時の「食べる」問題〉

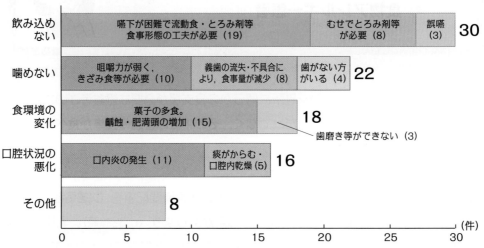

（笠岡（坪山）宜代，近藤明子，原田萌香，上田咲子，須藤紀子ほか「東日本大震災における栄養士から見た口腔保健問題」日本摂食嚥下リハビリテーション学会誌，21(3) 191-199，2017）

A34. ①〜④：乳児，高齢者，障害者，食物アレルギー患者のいずれもが災害時要配慮者であり，特別な食支援が必要になります。

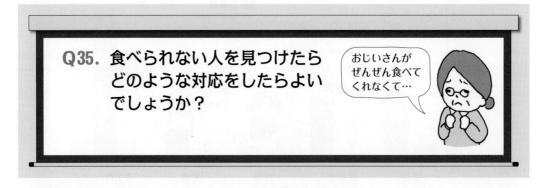

Q35. 食べられない人を見つけたらどのような対応をしたらよいでしょうか？

おじいさんがぜんぜん食べてくれなくて…

　普通の食事が食べられない要配慮者に必要な特殊栄養食品を，ピンポイントで届ける仕組みも始まっています。特殊な食品を，一般物資とは分離してストックする「特殊栄養食品ステーション」です（次頁の図を参照）。

　これは著者らが中心となり，平成27年9月関東・東北豪雨（2015年）において初めて取り組んだ仕組みです。その後，熊本地震（2016年）で行政とともに正式に設置されました。災害時に不足しがちな，乳児用ミルク・離乳食，濃厚栄養食品，嚥下困難者向けの軟らかい食事（おかゆ等），アレルギー対応食，病者用食品などを要請に応じて届け，栄養士が栄養ケアを行っています（p.30参照）。

〈特殊栄養食品ステーションと要配慮者支援〉

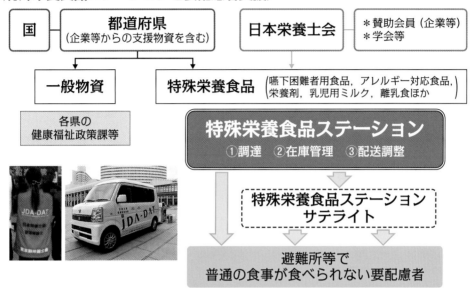

A 35. 特殊栄養食品ステーションを利用する。

◎栄養素等の摂取不足

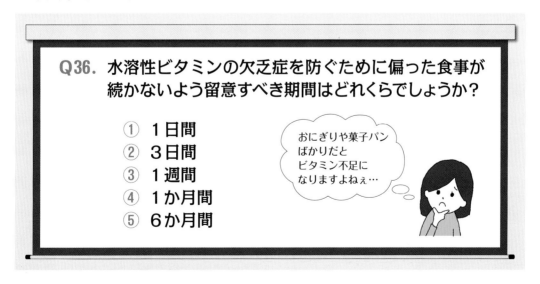

　災害規模にもよりますが，発災から時間が経っても食料事情は悪く，おにぎりや菓子パンなど炭水化物に偏った食事が多く提供されることが多いため，ビタミンの摂取不足が懸念されます。先述したように，ビタミンB₁は炭水化物の代謝に関係しているのです。

　例えば，ビタミンB₁を完全に除去した食事を続けた場合，２週間後に血中濃度が減少し，４週間以内に欠乏症状が出現するといわれています。そのため，１か月間あるいはそれ以上の期間，偏った食事が続く状況は好ましくありません。ビタミンB₁欠乏症の初期症状は疲れや食欲不振などですが，欠乏状態が強くなると脚気（心不全，末梢神経障害）やウェルニッケ・コルサコフ症候群（脳障害）などが引き起こされる危険があります。

　東日本大震災時の宮城県の避難所で提供された食事の栄養量をみてみると，「避難所における栄養の参照量」が設定されたすべての栄養素で提供量が不十分であったことがわかります。

〈避難所の食事における栄養素等〉

（東日本大震災「宮城県全域避難所における食事供給調査」（発災18〜34日後，*n* = 332施設）

	栄養の参照量を満たした避難所の割合（%）	栄養の参照量
エネルギー	28.9	1,800〜2,200 kcal
たんぱく質	29.8	55 g
ビタミンB₁	24.6	0.9 mg
ビタミンB₂	22.8	1.0 mg
ビタミンC	3.5	80 mg

（原田萌香、笠岡(坪山)宜代ほか「東日本大震災避難所における栄養バランスの評価と改善要因の探索—おかず提供の有用性について—」Japanese Journal of Disaster Medicine, 22(1), 17-23, 2017）

　主菜・副菜等のおかずを多く提供することで栄養バランスの改善につなげたいところです。

　災害時に手に入る食料や物資，使用できるライフラインなどは状況によって変化するので，避難者の栄養状態をどのように改善していけばよいか，臨機応変に対応していくことが求められます。

A 36.　④：１か月以上偏った食事が続かないように留意する必要があります。

〈避難所におけるおかずの提供回数と栄養スコア〉

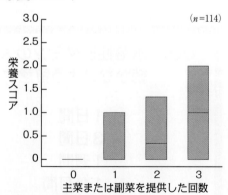

（*n* =114）

栄養スコア

主菜または副菜を提供した回数

p for Krusakai-Wallis test
下位検定：Mann-Whitney *U* test with Bonferroni correction (*p*＜0.05)

（原田萌香，瀧沢あす香，岡純，笠岡(坪山)宜代「東日本大震災の避難所における食事提供体制と食事内容に関する研究」日本公衆衛生雑誌, 64(9), 547-555, 2017）

◎慢性期に注意すべき健康問題

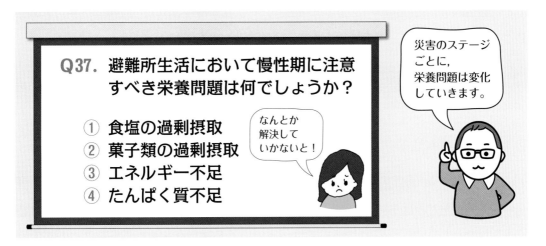

　支援物資の供給が安定して食料の確保ができるようになり，電気・ガス等のインフラが復旧しはじめて避難者に温かい食事を提供できるようになっても，食についての相談は絶えません。災害の慢性期においては新たな栄養問題が発生してしまうのです。

　過去の災害では，避難所に菓子類が多く支給され，食生活に影響を与える例が多く見受けられます。菓子類の過剰摂取との関連は不明ですが，例えば，東日本大震災における福島県の避難所での調査では，震災後に肥満者の割合が増加していました。また，う蝕や血糖コントロールの悪化も問題視されました。

〈避難生活と肥満〉

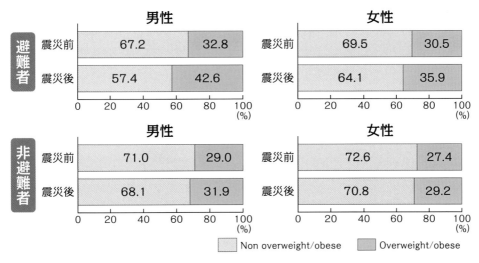

（Ohira *et al.: Asia Pac J Pbulic Health*, 2017.）

　また，食塩量の多いカップ麺や弁当類を多くとっている場合には，血圧への影響が懸念されます。このように避難者の健康問題は，災害初期の栄養不足・欠乏症の予防から時間の経過とともに生活習慣病の予防へと変化するのです。

　慢性期の食支援では，子どもがお菓子ばかり食べて困る，菓子パンしかないから一度にいくつも食べてしまうといった避難者一人ひとりの声を聞き逃さないように，そして一人ひとりと話をして，食・栄養の大切さを伝えることも重要です。

A 37. ①・②：注意すべき栄養問題は食塩と菓子類の過剰摂取です。

━━━━━━━◆━━━━━━◆━━━━━━

　以上，JDA-DATの研修，現地支援を舞台にして災害時の食支援を考えてきました。

　今回紹介したことはあくまで一例です。同じ災害は存在しませんし，災害時にこうすることだけが正しいということはありません。少しでも状況をよくしていくことが重要です。

　また，普段できないことを災害時にやろうとしても難しいと思います。日頃から防災に対する意識を高め，日常的に業務スキルを磨いていきましょう。

被災地での支援だけでなく，
その時々の状況に合わせて，
自分にできることを
やっていきたいと思います。

ありがとうございました！

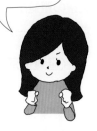

第5章 日本栄養士会災害支援チーム（JDA-DAT）の活動実績

●災害発生時の栄養・食生活支援

　1995（平成7）年1月17日，阪神・淡路大震災が発生しました。「災害大国」「大災害時代」ともいわれているように，国内ではその後も大きな地震や台風・豪雨等が発生し，全国各地に多くの被害をもたらしています。

　災害時の支援において一般に「ひと」「もの」「かね」「情報」等をいかに活用するかが重要といわれていますが，これは災害発生時の栄養・食生活支援において被災者の栄養状態を良好に保ち，健康を維持するうえでも大変重要です。

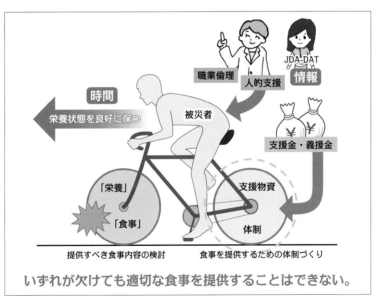

図　災害発生時の栄養・食生活支援

　阪神・淡路大震災発生当時に，食と栄養に関して，「ひと」（人材）の派遣，「もの」（物資）の提供等の支援が災害ステージの経過とともに十分に行われたかといえば，残念ながらそうではありませんでした。被災地では，超急性期，急性期を経過し，亜急性期に入ってからは，徐々に被災地の栄養士会から避難所巡回等による栄養相談活動の実施や関西近郊の栄養士が人材の応援に駆け付け，さまざま企業からの物資提供もありましたが，倉庫等に山積みされた物資を，いかに適切に配布するのか，また，病院等の給食施設において

は発災直後から，ライフラインの途絶，建物・設備の破損，マンパワーや物資の供給が不足する中，管理栄養士・栄養士はいかに入院患者等に安全安心な給食を継続して提供するか，といった課題に直面しました。

　このような混乱した中で，災害ステージに応じて，いかに被災者や患者等に食と栄養の支援を行うかを考える必要があります。しかし，被災地で正確な「情報」の入手とともに，「ひと」「もの」「かね」等をいかに組織的に有効活用するかというノウハウをもっていなかったことが課題解決に大きく影響しました。当時，ボランティア元年といわれるように被災者がお互いに助け合い，支援者とともに協力して，炊き出しや支援物資の提供などを行い，課題解決に向けて，未曽有の災害から皆で頑張って立ち上がるといった連帯意識が醸成されたことは，この後の災害に教訓として生かされました。

　阪神・淡路大震災から約16年後の2011（平成23）年に起きた東日本大震災の際，日本栄養士会には栄養に関する支援活動ができる専門的なトレーニングを受けた栄養支援チームというような組織的なものはありませんでした。しかし，被災の現状をみて「今，栄養士として動かなければ」という思いから，管理栄養士・栄養士の災害支援ボランティアという位置づけで，はじめて人材を派遣し，支援活動を行いました。当然，災害時における食と栄養に関する知識や技術といったスキルを十分にもたないまま活動したため，さまざまな課題が生じ，被災者および受援者の方々にご迷惑をかけてしまいました。支援物資は大量に搬送されてはいるが，どこにどのようなものがどれぐらいあるのか把握できず，必要な方々に適切に物資の配分できなかったこと，自分自身の熱い思いのみが優先し，他の支援者および組織との意思疎通や配慮を欠いてしまったこと，支援側の派遣期間が短期間であったため受援側との十分な調整ができず，余計に負担をかけてしまったこと，何よりも被災者の心のケアに寄り添うことができなかったことなどが挙げられます。

　こうした反省や教訓から，日本栄養士会が組織体制整備に取り組んだ成果といえるのが，日本栄養士会災害支援チーム（JDA-DAT）です。

●これまでの災害支援への取り組み〜JDA-DAT活動を中心に〜

　ここでは，日本栄養士会の災害支援への実際の取り組みの活動事例を紹介します。

① 1995（平成7）年，**阪神・淡路大震災**のときは前述したように，日本栄養士会の組織としての活動はありませんでした。このときの教訓を生かして動いたのが，災害医療派遣チーム（DMAT）です。DMATとは「災害急性期に活動できる機動性をもったトレーニングを受けた医療チーム」と定義されており，災害派遣医療チーム：Disaster Medical Assistance Teamの頭文字をとって略してDMAT（ディーマット）と呼ばれています。医師，看護師，業務調整員（医師・看護師以外の医療職および事務職員）で構成され，大規模災害や多傷病者が発生した事故などの現場に，急性期（おおむね48時間以

表　日本栄養士会の災害支援への取り組み

災害等名称	発災日	主な被災地域	日本栄養士会災害対策本部設置	JDA-DAT等派遣期間	延べ派遣者数	主な活動
阪神・淡路大震災	1995年1月17日	兵庫県南部地域ほか	未設置	——	——	日本栄養士会としての活動はなし
東日本大震災	2011年3月11日	東北地方3県ほか	設置	3月25日～8月31日	1,588名	災害派遣管理栄養士・栄養士を募集し，初の人材対応
2012年　日本栄養士会災害支援チーム（JDA-DAT）設立						
平成27年9月関東・東北豪雨	2015年9月11日	茨城県常総市地域	設置	9月13日～18日	107名	・JDA-DAT派遣（災害支援車両）・特殊栄養食品ステーション設置
熊本地震	2016年4月16日	熊本県全域	設置	4月18日～6月30日	1,010名	
平成30年7月豪雨（西日本豪雨）	2018年7月5日未明	岡山・広島・愛媛県ほか	設置	7月9日～31日	293名	
北海道胆振東部地震	2018年9月6日	北海道厚真町・安平町ほか	設置	9月6日～19日	24名	
令和元年8月の前線に伴う大雨	2019年8月27日未明	佐賀県	未設置	9月21日～27日	14名	・佐賀県より医療事業部を中心とした管理栄養士等派遣
令和元年房総半島台風（台風15号（ファクサイ；Faxai））	2019年9月8日未明	千葉県	未設置	9月15日～23日	14名	・JDA-DAT派遣（災害支援車両）・特殊栄養食品ステーション設置（千葉県庁内）
令和元年東日本台風（台風19号（ハギビス；Hagibis））	2019年10月12日未明	宮城・福島・茨城・長野県ほか	設置10月14日	10月16日～	24名	・JDA-DAT派遣（災害支援車両）・特殊栄養食品ステーション設置（各被災県栄養士会）

○このほかにも，長野県神城断層地震（2014年11月），2015年の口永良部島噴火（2015年5月，鹿児島県），大阪府北部地震（2018年6月）においても，JDA-DATによる先遣隊の派遣を行い，現地の情報収集を行いました。
○千葉県栄養士会においては，2019年の台風15号・19号災害で継続支援活動中。台風19号災害では先遣隊を宮城・福島・茨城・長野の各県へ派遣し体制整備を図りました。

内）に活動できる機動性をもった，専門的な訓練を受けた医療チームというものが厚生労働省より発定されました。

② 2011（平成23）年，**東日本大震災**において，管理栄養士・栄養士は災害支援ボランティアという位置づけで，日本栄養士会が主体となり，初めて全国の都道府県栄養士会より人材の派遣を要請し，組織として災害支援に従事しました。特に前述のDMATやJMAT（日本医師会災害医療チーム），PCAT（プライマリーケア連合学会）等の医療救護班に帯同し避難所の巡回相談，自衛隊やUNICEFに協力を要請し，炊き出しのご飯にビタミン強化米を添加することで，被災者のビタミン摂取不足の改善に寄与，災害救助法施行規則において食費の特別基準適用等に係る緊急提案によって食事に係る費用の嵩上

げや期間の延長等，他組織との連携により管理栄養士・栄養士として災害時の栄養と食を通して被災者の健康を支える役割を果たせました。この経験や教訓を今後の災害に生かすべくJDA-DATを立ち上げました。

③　2017（平成27）年，**関東・東北豪雨災害**においては，JDA-DATという組織的体制が整えられてから，初めて出動しました。また，キッチンボックスを搭載した災害支援医療緊急車両「河村号」が配備されており機動力を発揮しました。しかし，これまで経験したことのない水害という災害支援であったため，地震の災害支援とは大きな違いがありました。それは，避難所の被災者の大半は昼間においては不在という状況です。つまり，昼間に家の後片付けをして，夜に避難所に戻るということなので，JDA-DATが昼間に訪問しても誰の話も聞けなかったということです。また，水害の場合はどちらかというと地域が限定されていて，通常の生活に必要な物資の搬送・提供はある程度行われていましたし，道ひとつ隔てた水没していない地域の皆さんは，ほぼ平時と変わらない生活様式で過ごされていました。特に車両等の移動手段を持っておられる方は，それら地域に自由に買い物に行けますので，食材等の確保や外食が可能でした。問題なのは要配慮者に必要な特別な食品等の物資の確保，例えば，嚥下障害等をもった高齢者へのトロミ調整食品や食物アレルギー患者へのアレルギー対応食品等の特別な物資をどのようにして確保し，配布するかという問題です。そういった方々のニーズを把握し，対応できるようしっかりと心身に寄り添える支援を行う必要があります。

④　2016（平成28）年，**熊本地震**では東日本大震災の教訓より，必要な方に必要な物資を迅速に提供するため，特殊栄養食品ステーションを県庁と合同で立ち上げ，地域の被害状況に応じてサテライトを設置するなど，円滑な物資の調達，保管，搬送等において取り組みました。

　また，防衛省からの依頼で「はくおう」というホテルシップを利用しての被災者支援に新たな試みとして協力しました。さらに，行政栄養士との連携を図り，主としてポピュレーションアプローチは行政が担い，ハイリスクアプローチはJDA-DATが担うように業務分担し，情報共有することで被災者の支援においてそれぞれの役割を明確化したのです。それによってより行政との連携が図れるようになりました。

⑤　2018（平成30）年，**西日本を中心とした豪雨災害**において，前述した関東・東北豪雨災害と同様の状況，つまり被災者が昼間に避難所に不在という状況が見受けられました。その対応として，避難所での巡回相談等を夕刻から実施することとし，従来の日中での活動時間を変更して対応することとなりました。そうすることで，夕刻に戻ってこられた被災者に食事内容の聞き取りや栄養アセスメントを行い，適切なアドバイスを与えることができました。また，DHEAT（災害時健康危機管理支援チーム）が初めて派遣され，よりJDA-DATとの連携が強化されました。

⑥　2018（平成30）年，**北海道胆振東部地震**の際には，欧州製の乳児用液体ミルクが搬送されましたが，搬送された時期はすでにライフラインの復旧や粉ミルクを調乳するためのさまざまな物品の確保ができており，実際の使用経験や知識が少ないであろう外国産の液体ミルクをあえて提供することの不安感等より，うまく活用されませんでした。その課題解決に向けて同年「赤ちゃん防災プロジェクト」を発足させ，国産の液体ミルクの製造・販売の認可とともに，災害時に乳幼児を守るための栄養ハンドブック等の作成に取り組み，災害時における母乳の重要性や授乳環境の整備，母乳代替食品（粉ミルク・液体ミルク）の適正な使用，備蓄の推進等について周知，啓発を行いました。

⑦　2019（令和元）年，千葉県や宮城県，長野県，福島県，茨木県等を襲った**台風15号**，**台風19号**によっても甚大な水害の被害が生じました。しかし，これまでの経験から特殊栄養食品ステーションが開設され，特に液体ミルクはいち早く搬送されましたし，赤ちゃん防災プロジェクトとしての取り組みにより各自治体に備蓄として確保されていたことや，大型台風接近という事前の気象情報により各家庭で備蓄等への個人対応がなされており，適切に配布，使用され，大きな混乱は見受けられなかったと思われます。今後の取り組みにおいて一歩踏み出すことができました。

●JDA-DATの主な支援活動の内容

これまでの災害時におけるJDA-DAT主な支援活動の内容としては下図のとおりです。

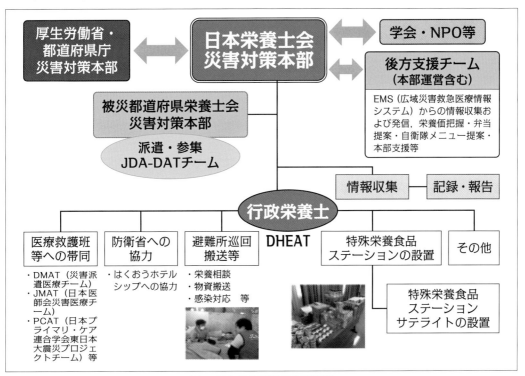

図　JDA-DAT災害支援活動例

これらの活動はすべて最初から決められたことを実施したものではなく，実際の被災地でJDA-DATが一つひとつ経験，反省し，その教訓から徐々に活動内容を充実させ，整備してきたものです。JDA-DAT発足からこれまで，毎年研修等を通じて，各都道府県栄養士会でスタッフの育成，日本栄養士会でリーダーを養成するとともに地域の防災訓練等にも参画し，支援側・受援側それぞれの立場でのスキルアップを図ってきました。

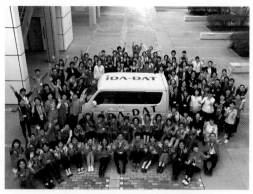

JDA-DATリーダー研修風景
（2020年5月31日現在，JDA-DATリーダー
およびスタッフ総数は3,283名）

現在，災害支援医療緊急車両として，河村号，トーアス1号，トーアス2号，トーアスCommand Post vehicle号の計4台を保有しており，機動力を発揮します。

災害時の活動に決まったシナリオはありません。災害の種類，規模，発災の時間，地域性，支援側・受援側，集団・個人の状況等によって，さまざまな課題が生じます。緊急性を有するもの，優先的，継続的

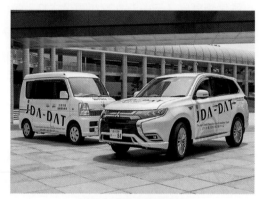

災害支援医療緊急車両
JDA-DAT「トーアス1号」（左）と
「トーアスCommand Post vehicle号」（右）

に進めなければならないもの，行政や関係機関との調整が必要なもの，法・通知等に基づくもの，災害ステージによるもの，リスクの有無等により的確な判断に基づき活動することが必要となります。当然，独自の判断でも構わない事項か，上部の指示を仰ぐべき事項かといった決断も状況に応じて求められます。また，このような支援・受援活動において必要なことは管理栄養士・栄養士だけでなく他職種，他組織等との連携です。自分たちだけでできることには限界があります。災害時においては自分だけが頑張るのではなく，他の人とつながる，つなぐことが重要で，「ひと」「もの」「かね」「情報」等を有効に活用し，さまざまな多くの課題に臨機応変に対応することが求められます。

最も重要なのは相手（被災者・支援者・受援者等）の立場に立って考えることです。それによって被災者の心身に寄り添うことができるのです。

あとがき

　2010（平成22）年12月に管理栄養士国家試験の出題基準が改定され，専門分野の科目では，『公衆栄養学』に「健康・食生活の危機管理と食支援」が小項目として，『給食経営管理論』には「事故・災害時対策」が中項目として加わり，2015（平成27）年2月の改定では『応用栄養学』に「災害時の栄養」が小項目として加わりました。しかし，教科書の該当部分をみると，内容と量にばらつきが大きく，現場経験のない学生には理解しにくいと思われる箇所も多くみられます。災害支援は法律や指針に基づいて行われるにもかかわらず，それらについて触れている公衆栄養学の教科書はほとんどありませんでした。また，被災地からの体験談や報告書は多く公表されていますが，体系立てて書かれた学習書はほとんどないのが現状でした。

　そこで，須藤研究室では，既存教科書の災害時の食支援に関する部分を整理したうえで，その内容を盛り込んだ分野横断的に学べる総合演習用教材を，吉田遥花さんの卒業研究として制作することにしました。学部生であっても，災害時の食支援を自分のこととして考えられるように，同じ立場である管理栄養士養成課程の女子学生のキャラクター（茶子さん）を登場させ，彼女に災害への準備期から災害発生後の対応までを経験させる状況設定型にすることにより，フェーズによる食支援の違いを理解させるなどの工夫をこらしてあります。とっつきにくい災害関連法規もＱ＆Ａとイラストでわかりやすく解説してあります。第1・2章のＱの枠下には，その内容を学ぶ科目名を表示し，これまでの学習内容と関連づけられるようにしてあります。

　完成した教材の出来が良かったため，書籍として出版し，管理栄養士養成施設で広く活用していただけないかと考え，建帛社の筑紫和男社長にご相談させていただきました。本企画の書籍化についてご理解，ご尽力くださいました筑紫社長に心より感謝申し上げます。

　第1・2章は，吉田さんが作成したパワーポイント教材をもとに作成されています。パワーポイントでまとめられたものを書籍のかたちに作り直すにあたり，建帛社編集部の皆様には多大なる作業をしていただきました。茶子さんのメンターである大塚先生も編集部の考案によるもので，こうした追加作業なしに書籍化はできませんでした。改めて感謝の意を表します。

　第3章は，須藤が給食施設向けに講演してきた内容をまとめたものです。章末に新型コロナウイルス感染症への対応も付け加えました。

　第4章は，多くの災害支援に関わってきた笠岡（坪山）が被災地での食支援についてまとめています。これまで，体験談や報告書にとどまっていた災害対応を，エビデンスをもとに元国立健康・栄養研究所の関本（孫田）みなみさんの協力を得て解説しています。現場で困ったときの答えをQ＆Aの中から簡単に探し出すことができます。

　第5章は，須藤と笠岡（坪山）がエビデンスチームとしてお世話になってきたJDA-DAT運営委員会の下浦佳之先生に，これまでの活動をまとめていただきました。

　各科目でバラバラに学んでいた災害関連の内容を一つにまとめたものですので，これさえ読めば災害時の食支援が一通り理解できるようになっています。本書の中で，当初大学生だった茶子さんは，卒業後，行政栄養士となり，給食施設指導や被災地支援を行います。すでに現場でご活躍の管理栄養士の方々にも手に取っていただければ幸いです。可愛いイラストを描いてくださった須藤研究室の尾崎彩さんと同級生の來山祥子さんにお礼申し上げます。

　2020年（令和2年）10月

筆者を代表して　　須　藤　　紀　子
笠岡（坪山）宜代

［災害時の食支援に役立つ資料等］

 災害時の栄養・食生活支援マニュアル〈日本栄養士会〉
https://www.dietitian.or.jp/data/manual/

 災害時における乳幼児の栄養支援の手引き〈日本栄養士会〉
https://www.dietitian.or.jp/news/information/2018/164.html

 災害時に乳幼児を守るための栄養ハンドブック〈日本栄養士会〉
https://www.dietitian.or.jp/news/information/2018/164.html

 日本栄養士会災害支援チーム活動マニュアル（基礎編）〈日本栄養士会〉
https://www.dietitian.or.jp/about/concept/jdadat/

 保育所における災害時対応マニュアル―給食編―〈日本栄養士会〉
https://www.dietitian.or.jp/data/guide/

 災害時の栄養情報ツール〈国立健康・栄養研究所〉
https://www.nibiohn.go.jp/eiken/disasternutrition/info_saigai.html

 「避難所における食事提供の計画・評価のために当面目標とする栄養の
　　参照量」に対応した食品構成例〈国立健康・栄養研究所〉
https://www.nibiohn.go.jp/eiken/info/hinan_kousei.html

 避難生活で生じる健康問題を予防するための運動・身体活動
　　〈国立健康・栄養研究所〉
https://www.nibiohn.go.jp/eiken/info/saigai_undo_s.html

 要配慮者のための災害時に備えた食品ストックガイド〈農林水産省〉
https://www.maff.go.jp/j/zyukyu/foodstock/guidebook.html

 災害時に備えた食品ストックガイド〈農林水産省〉
https://www.maff.go.jp/j/zyukyu/foodstock/guidebook.html

 災害時のこどものアレルギー疾患対応パンフレット
　　〈日本小児アレルギー学会〉
https://www.jspaci.jp/gcontents/pamphlet/

 災害派遣医療スタッフ向けのアレルギー児対応マニュアル
　　〈日本小児アレルギー学会〉
https://www.jspaci.jp/gcontents/manual/

インスリンが必要な糖尿病患者さんのための災害時サポートマニュアル
〈日本糖尿病協会〉
https://www.nittokyo.or.jp/modules/patient/index.php?content_id=32

大規模災害時の栄養・食生活支援活動ガイドライン
〈全国保健所管理栄養士会〉
http://www.hc-kanri.jp/03/index.html

食事ホッとカード〈岡山県・みんなでつくる災害時の食生活支援ネットワーク〉
https://www.pref.okayama.jp/page/detail-104975.html

全国地震動予測地図2018年版〈地震調査研究推進本部事務局〉
https://www.jishin.go.jp/evaluation/seismic_hazard_map/shm_report/shm_report_2018/

日本付近で発生した主な被害地震〈気象庁〉
https://www.data.jma.go.jp/svd/eqev/data/higai/higai1996-new.html

南海トラフ巨大地震対策について〈内閣府〉
http://www.bousai.go.jp/jishin/nankai/taisaku_wg/index.html

南海トラフ巨大地震の被害想定について〈内閣府〉
http://www.bousai.go.jp/jishin/nankai/taisaku_wg/index.html

避難所における良好な生活環境の確保に向けた取組指針〈内閣府〉
http://www.bousai.go.jp/taisaku/hinanjo/index.html

避難所運営ガイドライン〈内閣府〉
http://www.bousai.go.jp/taisaku/hinanjo/index.html

防災基本計画〈内閣府〉
http://www.bousai.go.jp/taisaku/keikaku/kihon.html

厚生労働省防災業務計画〈厚生労働省〉
https://www.mhlw.go.jp/stf/seisakunitsuite/bunya/0000055967.html

地域における行政栄養士による健康づくり及び栄養・食生活の改善について
〈厚生労働省〉
https://www.mhlw.go.jp/bunya/kenkou/chiiki-gyousei.html

※記載したURL（QRコードを含む）は2020年8月現在のものです。

ストーリーでわかる 災害時の食支援Q&A
―基礎から給食施設・被災地の対応まで―

2020年（令和2年）10月30日　初 版 発 行

著　者　須 藤 紀 子
　　　　笠 岡 (坪山) 宜 代
　　　　下 浦 佳 之

発 行 者　筑 紫 和 男

発 行 所　株式会社 建 帛 社
　　　　　　KENPAKUSHA

〒112-0011　東京都文京区千石4丁目2番15号
TEL（03）3944－2611
FAX（03）3946－4377
https://www.kenpakusha.co.jp/

ISBN 978-4-7679-6212-2　C3047　　　　　　新協／ブロケード